产科危急重症快速反应
实战经验分享

主　编　陈　良　陈安儿　张仕铜
副主编　卢寨娥　张百蕾　李世颖　何小波

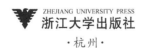

ZHEJIANG UNIVERSITY PRESS
浙江大学出版社
·杭州·

图书在版编目（CIP）数据

产科危急重症快速反应：实战经验分享 / 陈良，陈安儿，张仕铜主编. -- 杭州：浙江大学出版社，2024. 8. -- ISBN 978-7-308-25387-1

Ⅰ. R710.597

中国国家版本馆 CIP 数据核字第 2024874DH4 号

产科危急重症快速反应：实战经验分享

陈　良　陈安儿　张仕铜　主　编

责任编辑	潘晶晶
责任校对	殷晓彤
封面设计	戴　齐
出版发行	浙江大学出版社
	（杭州市天目山路 148 号　邮政编码 310007）
	（网址：http://www.zjupress.com）
排　　版	杭州晨特广告有限公司
印　　刷	浙江省邮电印刷股份有限公司
开　　本	710mm×1000mm　1/16
印　　张	7.25
字　　数	119 千
版 印 次	2024 年 8 月第 1 版　2024 年 8 月第 1 次印刷
书　　号	ISBN 978-7-308-25387-1
定　　价	42.00 元

《产科危急重症快速反应：实战经验分享》
编委会

序　言

　　本书专门为在妇产科一线和即将进入妇产科的全体医务人员而作。作为有 30 年临床经验的产科医生,我能切身感受到正常妊娠和分娩过程中新生命降临所带来的喜悦,但对凶险的产科危急重症造成的伤害则久久无法释怀。而今作为一名管理者,我深感肩负重责。面对产科复杂的危急重症临床问题,提高对危急重症的诊治水平,降低孕产妇死亡率及新生儿不良事件发生率,是保证产科临床安全的基石。

　　《产科危急重症快速反应:实战经验分享》从医疗人员培训、医疗工作环境建立、多学科协作培训等方面入手,向大家详细讲述了宁波大学附属妇女儿童医院在产科危急重症救治中,如何制定方案来提高快速反应团队的有效性,提高对产科危急重症的诊治水平,降低孕产妇死亡率及新生儿不良事件发生率。从产科危急重症的情景模拟、技术培训、实操训练、分析评价等方面逐步改进,最终形成各个区域的急救流程。同时,本书从一个个产科临床问题入手,专业性强,实操训练精准,流程包含产科、手术麻醉科、围产儿科、急诊科、超声科(B 超室)、输血科、检验科等相关科室的职责制定,实用性强。本书还有特点就是,其中的技术操作方案已经被证实可明显改善母儿不良妊娠结局,可以给同行借鉴。

　　通常情况下,我们的医疗团队在不同的专业单独执业,而在危急重症这种极端的情况下,我们的思考能力被严重削弱,不能与其他成员形成良好的互动。因此,相关的培训可以让我们系统地获取知识、技能和态度,使救治工作稳定而有效地进行。

　　基于其重要性,我愿向各位同行推荐此书,期待其出版能提高我们对危

急重症孕产妇的救治水平。同时，非常感谢宁波大学附属妇女儿童医院所有
奋斗在临床一线的医务人员，他们不仅参与了每个案例的救治，而且能够毫
无保留地将案例分享出来，再次对他们表示感谢。

屈煜

2024 年 5 月

前　言

近年来，我国产科领域发展突飞猛进，在降低孕产妇及围产儿死亡率方面取得了显著的成绩。但孕产妇死亡率仍存在地域性差异，部分沿海发达地区孕产妇死亡率已降至 10/10 万，与发达国家接近，而边远欠发达地区仍较高。产科发展虽然日新月异，但仍存在很多问题，如经系统学习培训的高端人才匮乏，掌握产科危急重症的抢救技术者则更少，加之各地区医疗资源不平衡，导致各级产科保健机构质量参差不齐，因此产科危急重症的救治和实践技能培训迫在眉睫。

产科急症是指在产前、产时或产后突然发生的严重威胁孕产妇及胎儿、婴儿生命的产科并发症，包括凶险性前置胎盘、胎盘早剥、脐带脱垂、羊水栓塞、子宫破裂、肩难产和产后出血等。产科重症主要指因妊娠并发症或合并症而使孕产妇处于危急重症状态，如子痫前期、妊娠合并心脏病、妊娠期急性脂肪肝、妊娠合并血栓性疾病等。

妊娠期是妇女的一个特殊时期，存在诸多高风险环节，特别是分娩过程中存在很多不确定危险因素，突发事件多，病情瞬息万变。产科危急重症可以在任何时间、任何地点发生。以产后出血为例，全球每年因分娩而死亡的妇女中，约 25％ 死于产后出血，这也是我国孕产妇死亡原因之首。妊娠期高血压疾病是产科常见疾患，发生率为 5％～10％，是孕产妇死亡的第二大原因。虽然有指南和专家共识的更新和指导，但是将理论和实践结合仍然任重而道远，40％～50％ 的孕产妇死亡是由产后出血、子痫前期、感染和血栓等疾病的识别、诊断及治疗环节延误而造成的。因此，在疾病发展成重症前对高危患者加强监测、早期识别显得尤为重要。建立产科早期预警管理体系，借助模拟培训方式，对医务人员进行反复模拟培训及应急演练是保证产科安全的基础。

在降低剖宫产率的主流思想指导下，提升阴道分娩的质量，减少阴道分娩并发症的发生显得尤为重要。80％的产科急诊事件发生在产时，而80％的产时危急重症发生在分娩室。产科危急重症由于发病急、病情变化快，短时间内可累及孕产妇单个或多个重要脏器，引起脏器功能损害，甚至危及母儿生命安全。在产科早期高危预警监测系统指标达到触发标准后，如何快速反应，启动一系列预警反应措施及流程，迅速组织干预救治，这些都要求产科临床医生具备非常敏锐的观察和反应能力，熟悉各种产科急症的病因及发病机制，掌握急诊抢救的原则、方法及抢救流程，并对每一个特殊病例都能够在短时间内做出正确判断并妥善处理，从而在最短时间内组织多学科抢救团队，获得最佳的抢救效果。

基于此，宁波大学附属妇女儿童医院建设并完善现代产房，配备了24h常驻产房的麻醉医生、产科医生和儿科医生，并将产房手术室作为危急重症紧急剖宫产的场所，提高医务人员应对危急重症的综合处置能力，锻炼团队成员间相互配合、协调与沟通能力，提高多学科共同参与的抢救成功率，减少产科严重并发症发生，改善不良妊娠结局。

在不断的实践和演练中，本书编者们总结了符合医院工作流程的产科危急重症快速反应抢救流程，包括产科子痫、胎盘早剥、脐带脱垂、羊水栓塞等抢救流程，以分享抢救经验。希望每位产科医务人员都能具备高度的医疗风险意识，早期识别突发危急重症，熟知各项预警参数及启动流程，熟练掌握各项操作技术；在实际工作中避免或减少产科严重并发症的发生，以改善妊娠结局，提高产科质量。

编者

2024 年 5 月

目　录

第一篇

产科危急重症快速反应体系

第一章　概　述

　　《"健康中国 2030"规划纲要》明确指出："实施妇幼健康和计划生育服务保障工程,提升孕产妇和新生儿危急重症救治能力。""到 2022 年和 2030年,婴儿死亡率分别控制在 7.5‰ 及以下和 5‰ 及以下""孕产妇死亡率分别下降到 18/10 万及以下和 12/10 万及以下"是对产科工作者提出的要求。"妊娠不是病,但妊娠期要防病"是林巧稚教授对妊娠的高度概括。妊娠期并发症和合并症的发病基础、临床特点与非妊娠期不同,救治方法亦不同。为实现"提升孕产妇和新生儿危急重症救治能力"的目标,进一步降低孕产妇死亡率,特别是基层医疗单位和助产机构的孕产妇死亡率,宁波大学附属妇女儿童医院自 2012 年开展"危急重症孕产妇救治规范化诊疗"培训工作。产科危急重症的培训内容包括:妊娠合并内外科疾病、妊娠合并胎盘疾病、妊娠合并感染疾病、妊娠合并子痫前期、妊娠合并胎盘植入性疾病、妊娠合并血栓性疾病、妊娠合并血液疾病及产后出血等的诊断与救治,产科急症与疑难问题处理,重症孕产妇的管理,分娩急症的处理与管理,依据指南提高产科临床诊疗水平,持续产科质量改进等。

　　产科危急重症的临床状况一旦威胁到母儿生命,若不立即终止妊娠,就可能给母儿带来长期的危害,如新生儿脑性瘫痪等不可逆的损害会给患者家庭、社会带来巨大的负担。如果这些潜在的危害可以通过缩短紧急剖宫产DDI(decision to delivery interval,决定手术到胎儿娩出时间)而避免,则即使存在一些医源性损伤,也可能被医患双方接受。影响 DDI 的主要原因有产科医生的水平、多学科之间合作的熟练程度、科室之间的联络方法、麻醉方式、麻醉医生到场的速度、剖宫产术发生在 1 天中的时间段、手术室条件等。通过采取临床教育和临床程序优化等措施,缩短紧急剖宫产 DDI,实现快速剖宫产术是有可能的。

建立跨学科的协作团队和产科快速反应体系，完善产科危急重症结构化处理流程，对保障危急时刻患者的利益至关重要。紧急剖宫产正是多学科协作的体现。

一、紧急剖宫产

紧急剖宫产的目的：拯救母儿生命。

紧急剖宫产的指征：出现直接威胁母儿生命，如胎儿窘迫、脐带脱垂、胎盘早剥、前置胎盘大出血等情况。

DDI的定义：决定手术到胎儿娩出时间，指自确定行急诊剖宫产手术至胎儿从母体娩出的时间，这是国际上评估产科质量及鉴定医疗纠纷的一个重要指标。

2000年，Lucas等人按缓急程度将剖宫产术分为以下四类。

Ⅰ类剖宫产术：直接威胁母儿生命、需要分秒必争实施的剖宫产术，如胎儿窘迫、脐带脱垂、胎盘早剥、前置胎盘大出血等紧急情况。

Ⅱ类剖宫产术：产妇或胎儿存在高度风险，但并不立即威胁母儿生命，临床上常见的为严重妊娠期高血压疾病（子痫前期、子痫）、宫内感染、活跃期停滞、相对头盆不称、拟行择期剖宫产术的产妇临产等。

Ⅲ类剖宫产术：母儿均无风险但仍需较快终止妊娠，如妊娠合并心脏病、心功能不全等。

Ⅳ类剖宫产术：选择适合医患双方时间而施行的剖宫产术，常见的有骨盆严重狭窄、巨大儿、珍贵儿等。

其中，Ⅰ、Ⅱ类剖宫产术属于紧急剖宫产术。研究表明，紧急剖宫产术的围产结局较择期剖宫产术相对差，尤其是Ⅰ类剖宫产术。因此，紧急剖宫产DDI的最佳时限以及DDI对围产结局的影响一直是学者们争议的话题。

美国妇产科医师协会（ACOG）建议DDI不应超过30min。DDI小于30min可明显提高新生儿的预后及存活能力，并且不增加母体发生并发症的风险。

5分钟剖宫产是"无痛分娩中国行"在2014年启动的高危产妇的1、2、3计划。5分钟剖宫产是指在非常紧急的情况下，为挽救母儿生命而采取的即刻剖宫产，从决定剖宫产至胎儿娩出的时间≤5min。研究表明，5分钟剖宫产能挽救急危产妇及胎儿生命,有效改善母儿结局,值得临床推广。

二、产科质量安全管理

2012 年,"无痛分娩中国行"的中美两国医务人员入驻宁波大学附属妇女儿童医院,该项目致力于提高母儿安全,降低剖宫产率(图 1-1)。多学科孕产妇救治团队成员基于既往的母儿不良事件案例进行分析,发现传统意义上的产科急救医疗管理策略多集中于对特定知识及技能的临床应用,忽略了医疗管理中的一个重点问题:在紧急、高压的医疗环境中,由多学科组成的孕产妇救治团队如何能够高效运作,减少医疗差错,从而提高救治水平。

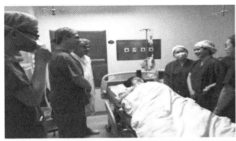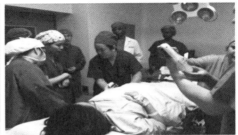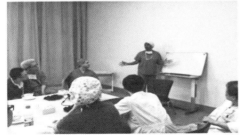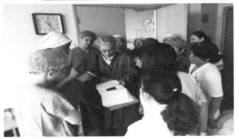

图 1-1　无痛分娩中国行

为提高多学科孕产妇救治团队的运作效率,建立完善的产科危急重症结构化处理流程,宁波大学附属妇女儿童医院成立了产科质量安全办公室,由业务分管院长任组长,质控科副科长任副组长,产科、门(急)诊、麻醉科、手术室、检验科、超声科、输血科等相关科室主任与护士长任组员。通过资料收集、人员访谈、实地查看,产科质量安全办公室成员通过数次头脑风暴,应用鱼骨图(图 1-2),从人员、流程、设施及环境四大层面进行分析,各个部门联动,分析如何完善紧急剖宫产流程(图 1-3)。

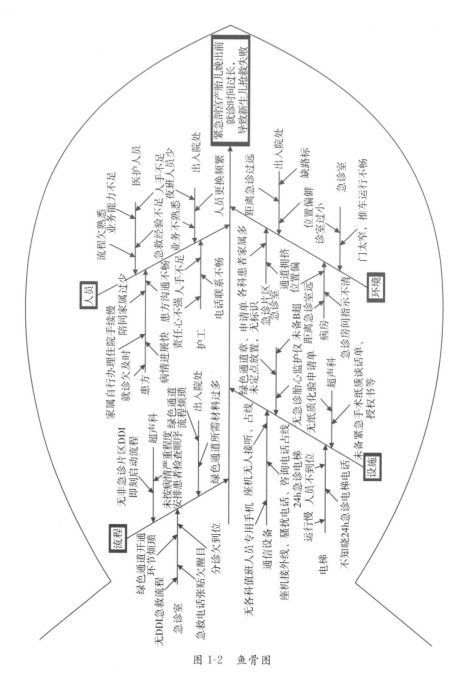

图 1-2 鱼骨图

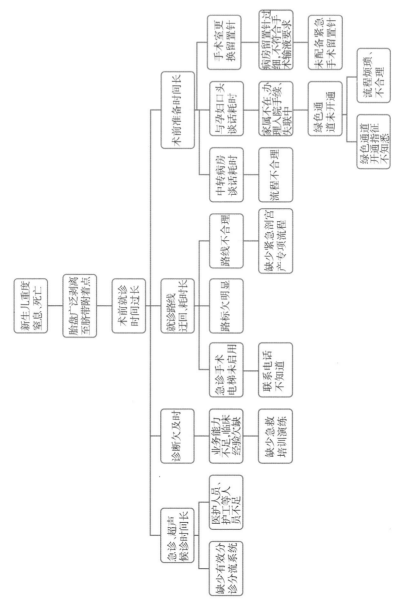

图 1-3 头脑风暴：紧急剖宫产流程问题

1.医疗区域及手术室的整改

（1）将急诊妇产科进行专科拆分，改为急诊妇科（图1-4）与急诊产科（图1-5），分别委派专科医生坐诊，实现有效分诊，提高诊治效率。

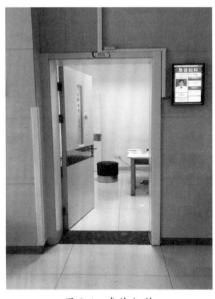
图1-4　急诊妇科

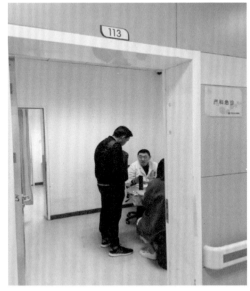
图1-5　急诊产科

（2）加强诊室辨识度：地面绘制步行箭头（图1-6），添加急诊区域平面图（图1-7）、醒目的诊室牌（图1-8）。

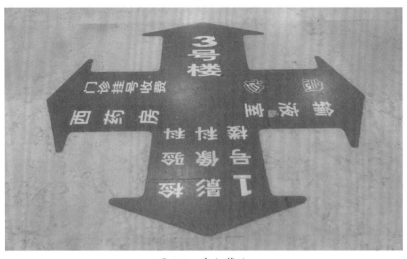
图1-6　步行箭头

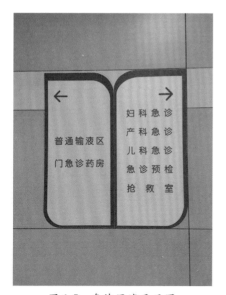

图 1-7　急诊区域平面图

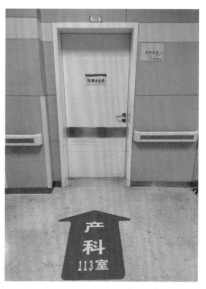

图 1-8　醒目的诊室牌

（3）设置预检咨询处（图 1-9），明确急诊患者分级分区规范（图 1-10）。

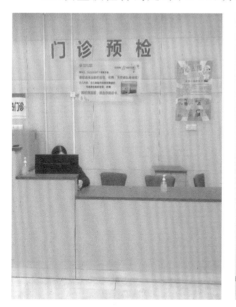

图 1-9　预检咨询处

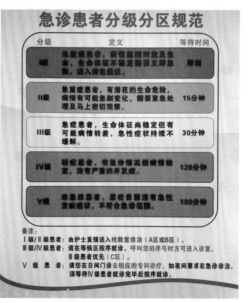

图 1-10　急诊患者分级分区规范

（4）搬迁绿色通道开通处：由出入院办理处搬至急诊挂号收费处（图1-11）。

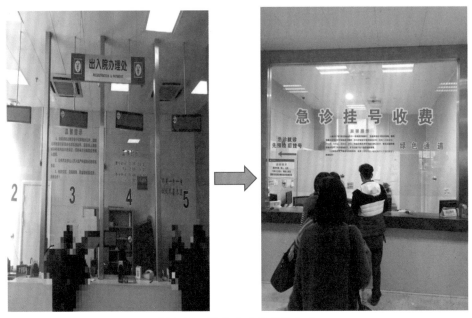

图1-11 绿色通道开通处搬迁

（5）打造紧急剖宫产专用手术室：对手术室进行改造，作为紧急剖宫产专用手术室，一旦启动紧急手术，所有急救人员默认到达该手术室（图1-12）。

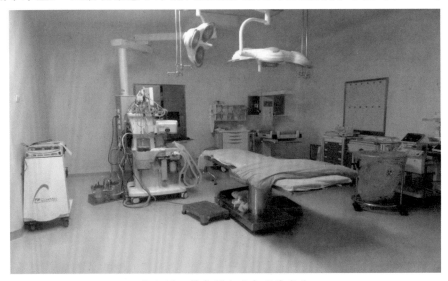

图1-12 紧急剖宫产专用手术室

2.医疗设施的配备

(1)配备专用紧急剖宫产手机(图1-13):要求每位产科医生熟背电话号码并保存至手机通信录。产科病区轮流收治紧急剖宫产患者。该手机在白天由科内高年资医生(专员)保管。手术医生年资的定义:①年资<3年的主治医师为低年资医生;②年资≥3年的主治医师和副高级及以上职称的医师为高年资医生。夜间,该手机交给零线值班医生,次日交班后归还专员。工作时段的定义:①08:00至16:59为白班;②17:00至次日08:00为夜班;③各班交接的前后30min为交接班时间。

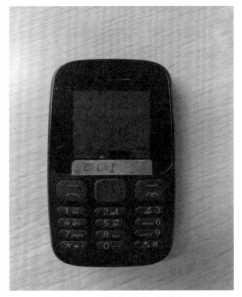

图1-13　紧急剖宫产手机

(2)配备急诊手术箱(图1-14):开通绿色通道所需的住院卡、申请单、专用章定点放置,纸质检验申请单、采血管、留置针等急救物品成套包装。

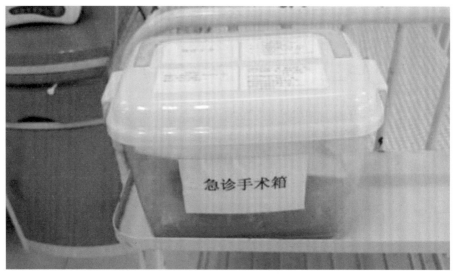

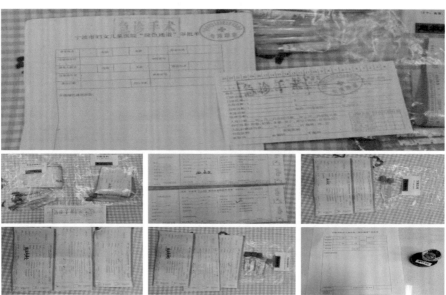

图 1-14　急诊手术箱及内含物

（3）设置急诊检验室专用门铃，急诊血样送检可按门铃通知值班人员及时取血检验（图 1-15）。

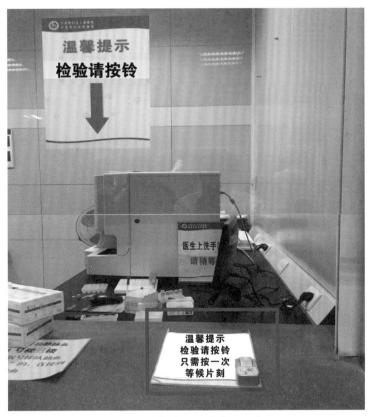

图 1-15　急诊检验室专用门铃

(4)定点放置手术所需设备及物品(图 1-16 和图 1-17),图 1-17 所示从左至右依次为新生儿复苏机、自体血回输机、称重器、紧急剖宫产手术包和剖宫产谈话模板。

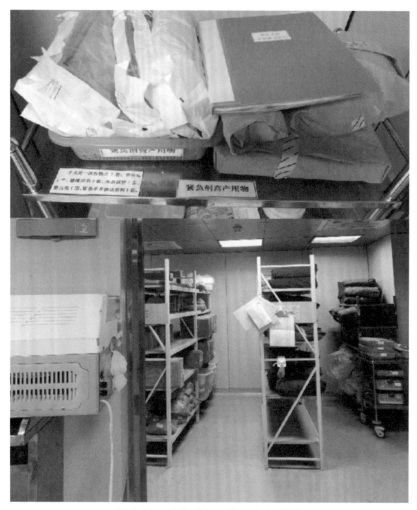

图 1-16　手术设备及物品定点放置

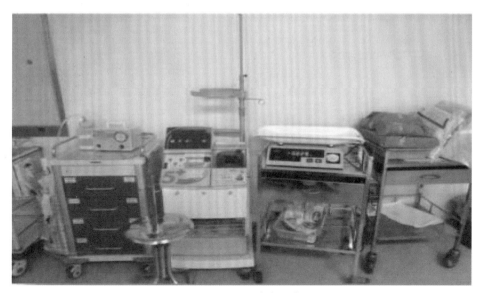

图 1-17 定点放置的手术设备及物品

3.人员培训与演练

(1)开展新生儿窒息复苏培训与演练(图 1-18 和图 1-19)。

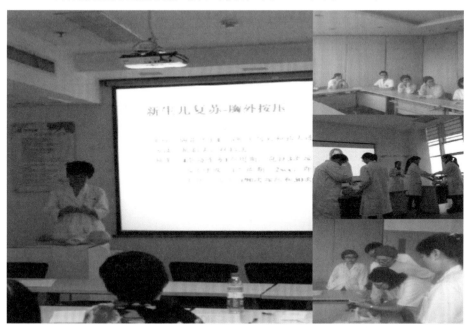

图 1-18 新生儿窒息复苏培训

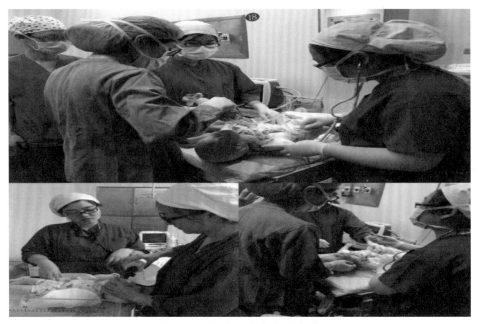

图 1-19　新生儿窒息复苏演练

（2）开展基础生命支持培训并发放证书（图 1-20 和图 1-21）。

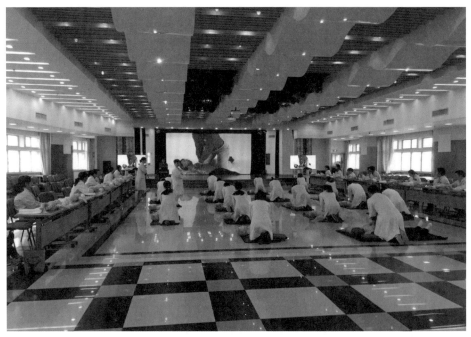

图 1-20　基础生命支持培训

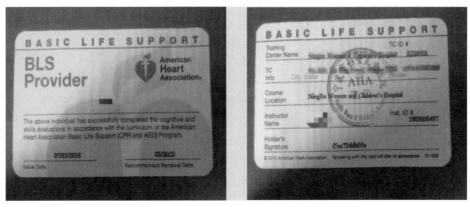

图 1-21　基础生命支持培训证书

（3）开展其他培训及演练（图 1-22 至图 1-24）。

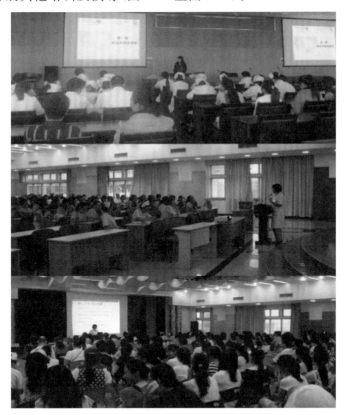

图 1-22　缩短紧急剖宫产 DDI 流程培训

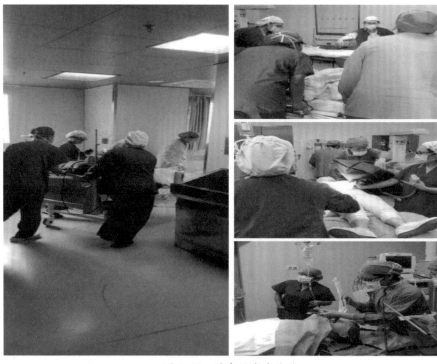

图 1-23　紧急剖宫产演练

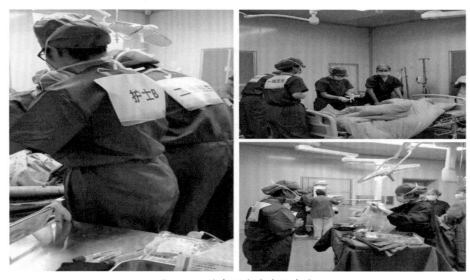

图 1-24　紧急剖宫产实操竞赛

（4）相关理论及操作考核留档（图 1-25）。

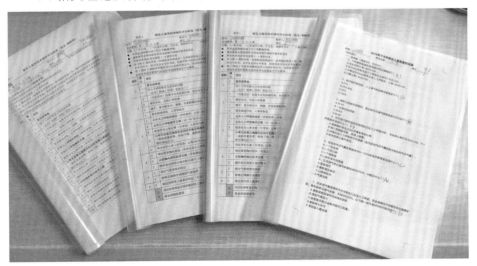

图 1-25　相关理论及操作考核留档

第二章 产科危急重症处理流程

一、各区域应急联系方式

制作手术室、围产儿科、医技、后勤等急救电话一览表（表 2-1）。

表 2-1 手术室、围产儿科、医技、后勤等急救电话一览表

区域	电话号码	区域	电话号码
手术室	＊＊＊	分娩室	＊＊＊
产科二线	＊＊＊	检验科值班	＊＊＊
产科急诊	＊＊＊	输血科值班	＊＊＊
抢救室	＊＊＊	放射科值班	＊＊＊
麻醉值班	＊＊＊	超声科值班	＊＊＊
手术室护士	＊＊＊	消控中心	＊＊＊
围产儿值班	＊＊＊	家政公司值班	＊＊＊

二、各区域产科危急重症处理流程

1. 急诊片区紧急剖宫产流程（图 2-1）

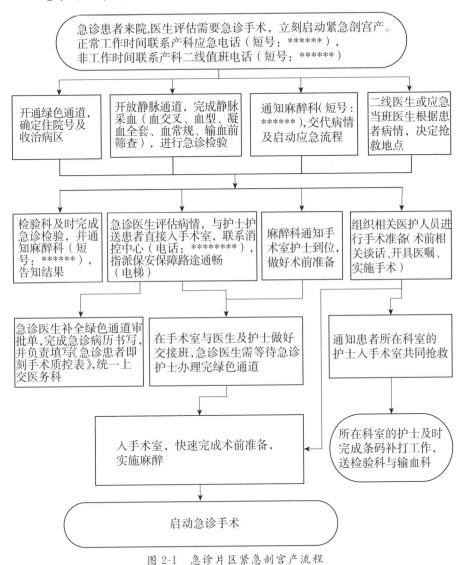

图 2-1　急诊片区紧急剖宫产流程

2.非急诊片区(妇产科门诊)危急重症孕产妇处理流程(图 2-2)

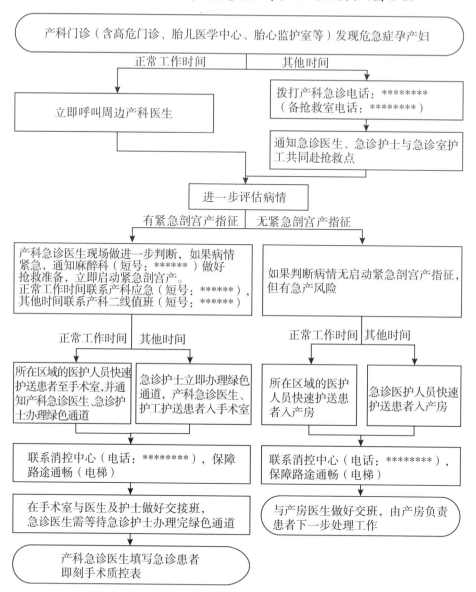

图 2-2　非急诊片区(妇产科门诊)危急重症孕产妇处理流程

3.产房紧急剖宫产流程(图 2-3)

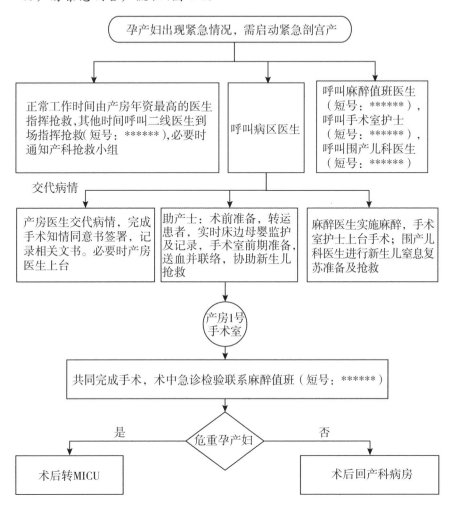

备注：如有直入产房新患者出现紧急剖宫产指征情况，先入产房手术室积极手术准备，同时抽血送检，争取抢救时间。

图 2-3 产房紧急剖宫产流程

4.产科病房紧急剖宫产流程（图 2-4）

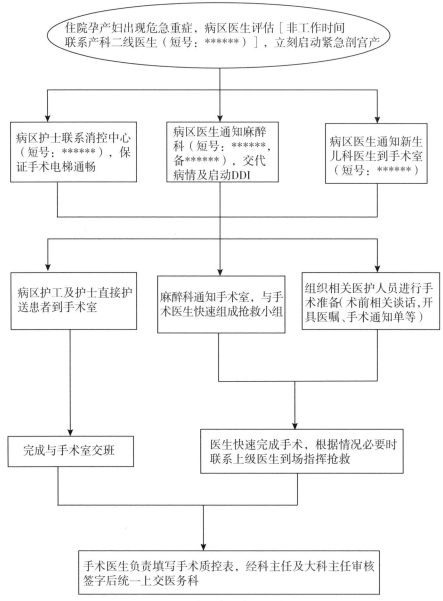

住院孕产妇出现危急重症，病区医生评估［非工作时间联系产科二线医生（短号：******）］，立刻启动紧急剖宫产

病区护士联系消控中心（短号：******），保证手术电梯通畅

病区医生通知麻醉科（短号：******，备******），交代病情及启动DDI

病区医生通知新生儿科医生到手术室（短号：******）

病区护工及护士直接护送患者到手术室

麻醉科通知手术室，与手术医生快速组成抢救小组

组织相关医护人员进行手术准备（术前相关谈话，开具医嘱、手术通知单等）

完成与手术室交班

医生快速完成手术，根据情况必要时联系上级医生到场指挥抢救

手术医生负责填写手术质控表，经科主任及大科主任审核签字后统一上交医务科

图 2-4　产科病房紧急剖宫产流程

5.急诊片区妇科紧急手术流程(图 2-5)

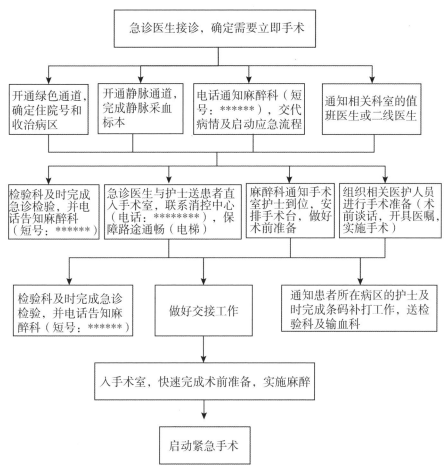

图 2-5　急诊片区妇科紧急手术流程

6.超声科危急重症孕产妇抢救流程(图2-6)

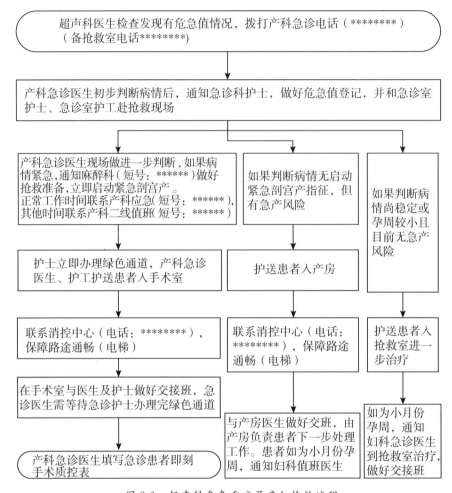

图2-6 超声科危急重症孕产妇抢救流程

7.输血科、检验科、产科相关医生急诊处理流程(图 2-7 至图 2-9)

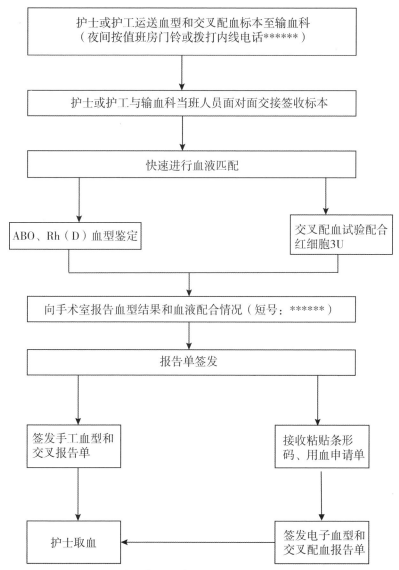

图 2-7 输血科绿色通道急救标本接收及配发血操作流程

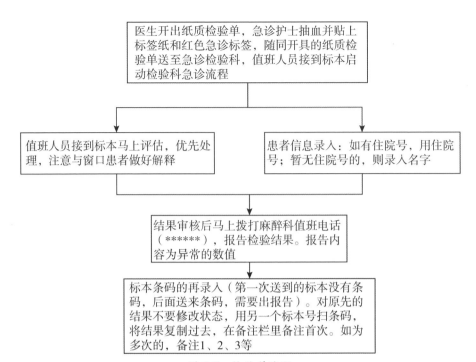

图 2-8　检验科流程

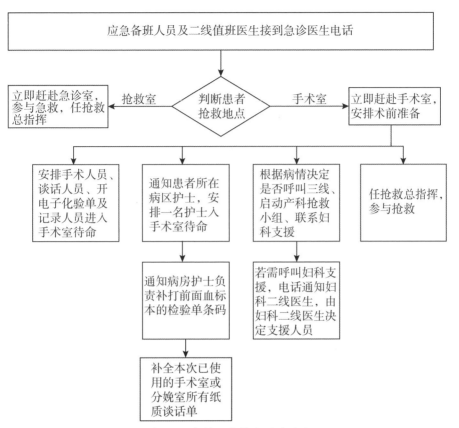

图 2-9　产科二线值班医生流程

三、质控分析

（1）成立缩短紧急剖宫产 DDI 质量管理小组：定期对每一例紧急剖宫产进行讨论与分析（图 2-10）。

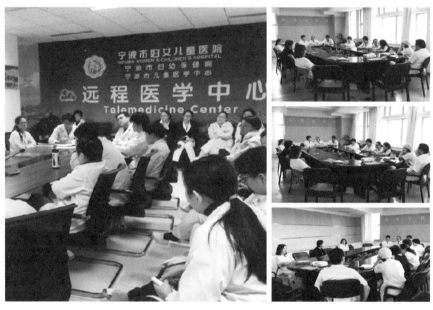

图 2-10　紧急剖宫产案例讨论与分析

（2）质控表：每一例紧急剖宫产需填写产科急诊患者即刻手术质控表（表 2-2）。

表 2-2　产科急诊患者即刻手术质控表

患者姓名		住院号		入院诊断	
手术指征		入院日期			
入急诊室时间		绿色通道开通时间		决定启动紧急剖宫产时间	
急诊开通静脉通道时间		急诊完成静脉采血时间			

续表

急诊联系手术室时间		通知者姓名		接电话者姓名	
患者出急诊时间		患者入手术室时间			
急诊检验报告个数		是否电话回报		电话回报时间		系统显示报告时间（以最后一张检验单为记录）	
麻醉开始时间		手术开始时间		胎儿娩出时间	
手术完成时间		DDI			
术中出血情况		术中输血情况			
患者预后情况					
胎儿预后情况					
对本次抢救流程有何建议及整改需求					
首诊医生签名		二线医生签名		科主任签名		大科主任签名	

（3）信息化赋能：利用电子病历信息系统对手术 DDI 进行质控管理（图 2-11），计算平均 DDI。

平均 DDI ＝ $\sum$ 每例 DDI/ 紧急剖宫产人数

注：胎儿娩出时间数据采集可从新生儿记录的出生日期采集，决定紧急剖宫产术时间从医嘱系统获得，时间记录精确到分钟。紧急剖宫产人数从电子病历信息系统获取。

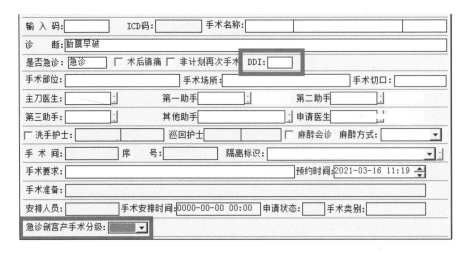

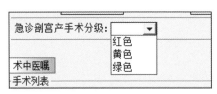

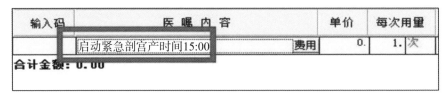

图 2-11　电子病历信息系统

（4）制定诊疗规范：产房紧急剖宫产诊疗规范见附录。

（5）制定产房紧急剖宫产质控检查评分标准（表 2-3）。

表 2-3 产房紧急剖宫产质控检查评分标准

评估项目	序号	评估内容	分值	评估方法	评分方法	扣分	扣分理由
一、紧急剖宫产结构质控指标(26分)							
产房硬件设施、人员配置及制度	1	制定相关的缩短 DDI 流程或预案;实行由科主任或副主任以上医生负责制;医务科对紧急剖宫产指征有定期督(检)查;建立医疗安全讨论制度,定期开展紧急剖宫产案例分析讨论等工作	5	查看相关文件及流程	一项不符合要求扣2分		
	2	产房内设有紧急剖宫产专用手术室,或与医院手术室相邻,设计布局合理,产房手术室内用房面积≥40m²,配备有麻醉机、心电监护仪、B超机、气管内插管及相关物品、抢救药品和设备等;具备迅速反应的呼叫系统,一旦出现紧急情况,相关部门人员均能听到警报声,直接到达产房手术室	8	实地查看产房布局。实地查看设施设备;实地了解手术室面积、设施设备及使用情况,面积不少于40m²	无独立紧急剖宫产专用手术室扣5分;布局不合理、设施设备不符合要求酌情扣分。用房面积、设施设备不符合要求扣0.5~1分;抢救药品、常规抢救盘及特殊抢救盘配备不到位扣0.5~1分;无报警装置扣0.5~1分		
	3	产房手术室内备有紧急剖宫产的简易手术包等,满足快速手术清点需求。配备新生儿窒息复苏抢救设备	5	实地查看	无简易手术包扣3分;无 T 组合等窒息复苏抢救设备扣2分		

评估项目	序号	评估内容	分值	评估方法	评分方法	扣分	扣分理由
产房硬件设施、人员配置及制度	4	人员要求24h/7d产科医生和助产士的配置,要求24h/7d的麻醉医生配置,要求24h/7d熟练掌握新生儿窒息复苏的新生儿科医生的配置。建立由产科医生、助产士、麻醉医生、手术室护士、新生儿科医生组成的多学科合作团队,明确工作职责;危重孕产妇抢救工作及时迅速;急救成员通信畅通	8	查看各组急救小组名单、工作职责、紧急剖宫产孕产妇抢救登记、抢救预案等有关资料	医务人员配置不足扣1~2分;无麻醉医生扣2分;未配备专职新生儿科医生扣2分。未按照相关标准要求酌情扣分。快速反应小组(rapid response team,RRT)未发挥作用扣2分		
二、紧急剖宫产过程质控指标(24分)							
时间控制	1	决定手术到转运至手术室时间	8	查看实际病例。有PDCA改进	无PDCA改进措施酌情扣分		
	2	到手术室后全麻醉成功时间	8	查看实际病例。有PDCA改进	无PDCA改进措施酌情扣分		
	3	麻醉成功到胎儿娩出时间	8	查看实际病例。有PDCA改进	无PDCA改进措施酌情扣分		

续表

评估项目	序号	评估内容	分值	评估方法	评分方法	扣分	扣分理由
三、DDI终末质控指标(30分)							
用时长短与指征	1	DDI:从决定行剖宫产术至胎儿从母体内娩出的时间	20	根据实际病例检查得分	5min以内者20分;5～10min以内者18分;10～15min以内者15分;15～20min以内者10分;20～25min以内者5分;25～30min以内者2分;大于30min者0分		
	2	紧急剖宫产指征:严重胎儿窘迫、脐带脱垂、严重胎盘早剥、前置血管破裂、羊水栓塞、子宫破裂、孕妇心搏骤停等	10	根据实际病例检查得分	指征不符合扣2分		
四、人员培训资料(10分)							
培训机制		技能培训:了解如何建立RRT成员有效的配合、交接、沟通等合作机制	10	查阅科室模拟演练、技能培训记录	无培训记录不得分,不够完善酌情扣分		
五、现场考核(10分)							
现场模拟		从手术室条件、对疾病诊断、治疗和团队信息交流和沟通能力等方面考核RRT成员之间合作的熟练程度	10	抽查考核团队现场启动、科室之间的联络方法、麻醉医生到场的速度、麻醉方式、决定术后准备工作、术中关键点的把握以及术后核查和讨论,急救配合能力	现场模拟案例进行考核。对疾病的诊断(2分);多学科抢救配合能力(4分);医院感染管理(2分);人文关怀(2分)		

第（二）篇

实战经验分享：
经典案例

第三章　脐带脱垂

一、定义

脐带脱垂(umbilical cord prolapse,UCP)是指在胎膜破裂情况下,脐带越过胎先露脱出于宫颈口外,降至阴道内,甚至露于外阴部(显性 UCP);或者在胎膜未破时,脐带位于胎先露前方或一侧(隐性 UCP),是严重威胁围产儿生命的产科急症之一。

二、脐带脱垂的急救处理

(一)分娩方式

一旦发生 UCP,应迅速、全面评估母儿状况,尽快决定适宜的分娩方式。大多数情况下,剖宫产是救治 UCP 所采用的分娩方式。

根据胎心率是否异常,决定剖宫产的紧急程度。一旦发生 UCP 且胎心率异常,考虑胎儿窘迫或可疑胎儿窘迫时,在保证产妇安全的前提下,立刻启动Ⅰ类剖宫产术,争取在 30min 内娩出胎儿。若 UCP 发生而胎心率正常时,则可以启动Ⅱ类剖宫产术,但建议连续监测胎心率,一旦发现胎心率异常,则应将Ⅱ类剖宫产术改为Ⅰ类剖宫产术。

UCP 发生的另一种情景是宫口已经开全且预计可以迅速、安全地经阴道娩出胎儿。对这类情况,可尝试阴道分娩,此时往往需要阴道助产,必须使用标准规范的技术,注意尽量防止对脐带的压迫。在特定情况下,例如对于双胎之一发生的脐带脱垂,可以通过内倒转术后用臀位助产术娩出第二个胎儿。

当然，不管哪种条件的紧急情况，均建议尽可能地由有经验的医务人员处理，规范化操作，以缩短脐带受压的时间。

（二）解除脐带受压

1. 解除脐带受压的方法

即使需要紧急剖宫产，也要在术前准备时尽一切可能采取各种方法解除脐带受压，直至胎儿娩出，力争改善围产儿预后。由于缺乏足够的对照试验研究，故无法明确哪种方法更加有效。在临床实践中，医务人员可以尝试任何一种方法，直至胎心率得到改善。但不管采用何种方式缓解脐带受压，均不能因为使用这些方法而推迟分娩。

（1）抬高胎先露法：包括徒手法和膀胱充盈法。①徒手法：通过阴道用中、食指上推胎先露，是解除脐带受压最常用的干预方法。在操作过程中应注意轻柔操作，避免触及脐带，以免引发脐带血管反射性痉挛，加重胎儿缺血缺氧。②膀胱充盈法：通过 Foley 导尿管往膀胱注入 $500\sim700ml$ 生理盐水，然后夹闭导尿管，快速充盈膀胱，以达到提高胎先露和缓解脐带受压的目的。膀胱充盈法更易让医务人员接受和患者耐受，尤其当手术不得不推迟，诊断处理时间间隔延长时。但不管是剖宫产或阴道分娩，均应在分娩前排空膀胱。

（2）体位管理法：包括胸膝卧位、头低脚高位及 Sims 体位（左侧卧位同时垫高左髋），主要通过改变体位来预防或减轻脐带受压。但在转运过程中，建议孕妇采用 Sims 体位以保障转运安全。

（3）脐带还纳术：通过上推胎先露，将脐带还纳入宫腔内。但是，脐带还纳过程所造成的机械性刺激易诱发血管痉挛甚至闭塞，可能会增加新生儿缺氧甚至死亡的风险。因此，该方法仍备受争议，目前不推荐在临床中使用，除非有更多研究支持。

（4）宫缩抑制剂：可以作为缓解脐带压迫的辅助方法之一。目的是减轻宫腔压力，在缓解脐带受压的同时，增加胎盘灌注，从而改善新生儿预后。

2. 脐带脱垂处理注意要点

（1）求助，呼叫产科医生和助产士团队、麻醉医生和围手术团队、新生儿科团队迅速到位,做好立即分娩准备。

(2)在准备分娩的过程中,采取措施进行胎儿宫内复苏和解除脐带受压。

(3)监测胎心率变化,以评估宫内复苏和急救措施的有效性,从而决定终止妊娠的紧急程度。

(4)在医疗中心之外的地方发生 UCP,若不具备立即分娩或剖宫产条件,则建议采用 Sims 体位,将孕产妇迅速转运至有救治条件的医疗机构。

三、经典案例

▷ **案例一**

病例特点:孕妇,女,30 岁,已婚,0-0-0-0,因"停经 32^{+1} 周,发现宫颈管缩短半天"入院。既往月经规则,根据胚胎移植时间和早期超声结果,孕周明确。移植两枚胚胎,孕期多次超声检查均提示双绒毛膜双羊膜囊双胎。孕期定期产检。半天前产检复查 B 超提示:宫内口呈"V"形开放,剩余宫颈管长约 8mm,宫内口上方可见脐带回声。体格检查:生命体征平稳,心肺听诊未及明显异常。腹膨隆,肝脾肋下未及,移动性浊音阴性,耻骨联合处未及压痛,双肾区无叩痛,四肢脊柱无畸形,神经系统检查阴性。产科检查:骨盆外测量正常,宫高 38cm,腹围 101cm;先露臀,未衔接;胎儿估重 1600g、1700g,胎心规律,胎心率 142 次/min、152 次/min;宫缩偶有。阴道内诊示:外阴未见静脉曲张,宫颈容受 80%,宫口未开,宫颈质软,居中,棘上 3cm,胎膜未破。辅助检查:胎儿及附属物 B 超示,宫内双胎,胎心均可见,羊水中见羊膜分隔。胎儿 1:左下,臀位,双顶径(BPD)80mm,头围(HC)292mm,腹围(AC)270mm,股骨长度(FL)58mm,羊水深度 51mm,胎盘左侧壁Ⅰ级,脐动脉血流正常。胎儿 2:右上,头位,双顶径 80mm,头围 288mm,腹围 282mm,股骨长度 59mm,羊水深度 65mm,胎盘右后壁Ⅰ级,内见较多血池回声,脐动脉血流正常。宫内口呈"V"形开放,剩余宫颈管长约 8mm,分离 6mm,目前宫内口上方可见脐带回声。胎心监护反应型。

初步诊断:①G1P0,孕 32^{+1} 周先兆早产;②脐带先露;③双绒毛膜双羊膜囊双胎(一臀一头);④体外受精胚胎移植术后。

诊疗过程:因存在随时早产风险,入院后予硫酸镁静脉滴注以保护胎儿脑神经,地塞米松注射液肌内注射以促胎肺成熟,黄体酮软胶囊口服以缓解子宫张力等治疗。入院后第二天 03:34 无明显诱因下胎膜自破,一线值班医生立即到床边,消毒阴道,内诊示:胎膜已破,宫口松,宫口可触及团簇状脐带,有搏动感,宫口另可触及一胎足。护士听胎心,胎心率 112 次/min、145 次/min。脐带脱垂明显,脐带回纳困难,嘱产妇抬高臀部,一手持续上推胎足。03:38 启动紧急剖宫产,电话通知手术医生、手术室、麻醉医生、新生儿科医生。同时病房医生、护士和护工将孕妇直接转运至手术室。03:45 到达手术室门口(病房六楼,手术室四楼),03:48 开始行气管插管全身麻醉下"子宫下段剖宫产术",于 03:50、03:51,臀/头位助娩二活婴,性别女、女,体重 1870g、1920g,Apgar 评分 1min 8 分,5min 9 分,早产儿均转新生儿科进一步诊治。术后积极预防感染、促宫缩治疗,产妇术后恢复好。

> 03:38 病房启动紧急剖宫产
> 03:45 入手术室
> 03:50 胎儿娩出
> DDI 总计 12min

▷ **案例二**

病例特点:孕妇,女,26 岁,已婚,0-0-0-0,因"停经 40^{+1} 周,发现脐血流高 2 天"于 2022-11-06 入院。平素月经规则,早期超声检查胚胎大小与停经时间基本相符。定期产检,孕中期口服葡萄糖耐量试验(OGTT)异常,诊断妊娠糖尿病,饮食结合运动后血糖控制可。2 天前产检提示脐动脉血流比值偏高。体格检查:生命体征平稳,心肺听诊未及明显异常。腹膨隆,肝脾肋下未及,移动性浊音阴性,耻骨联合处未及压痛,双肾区无叩痛,四肢脊柱无畸形,神经系统检查阴性。产科检查:骨盆外测量正常,宫高 35cm,腹围 100cm;先露头,未衔接;胎儿估重 3500g,胎位左枕前(LOA),胎心规律,胎心率 140 次/min;宫缩无。阴道内诊示:外阴未见静脉曲张,宫颈容受 70%,宫口未开,宫颈质中、居中,棘上 3cm,胎膜未破。Bishop 评分 4 分,头盆评分 7 分。辅助检查:2022-11-04,胎儿及附属物 B 超示:宫内单胎头位,胎心可见,胎儿双顶径 84mm,头围 323mm,腹围 349mm,股骨长度 74mm;羊水指数(AFI) 98mm,胎盘后壁Ⅱ级;脐动脉血流 S/D(收缩期最大峰值流速与舒张末期流速比值)3.15,RI(阻力指数)0.68,PI(搏动指数)1.08。

初步诊断:①妊娠糖尿病;②脐动脉血流比值升高;③G1P0,孕 40^{+1} 周待产。

诊疗过程:完善各项检查以评估母儿情况,有阴道分娩意愿,无明显头盆不称表现,予阴道试产。入院当天 16:00 出现阴道少量流液,测 pH 试纸示,石蕊试纸变色,考虑胎膜早破,偶有下腹胀,胎心监护示无应激试验(NST)(+)。内诊示:宫颈消退 80%,宫口开大 0cm,先露棘上,羊水少,色清,未及脐带样物和搏动感。破膜后 12h 予抗生素预防感染。第二天凌晨自然临产送产房,持续胎心监护。07:30 出现胎心频发中度变异减速,宫缩持续 20s/间隔 3min,予面罩吸氧,左侧卧位。07:51 胎心减速加重,最低 60 次/min。值班医生消毒阴道,内诊:宫颈消退 100%,质软、居中,宫口近开全,先露头,棘下 1cm,羊水清,于胎头左侧触及条索状物脱出,脐带脱垂明显,嘱产妇抬高臀部,一手持续上推胎头。诊断"脐带脱垂,胎儿窘迫"明确,07:57 启动紧急剖宫产,另一值班医生电话通知手术医生、手术室、麻醉医生、新生儿科医生。因正值交接班,产房两班人员均在场,助产士们立即迅速一同将孕妇和检查医生直接转运至产房手术室(同一楼层)。07:58 到达手术室。08:00开始行气管插管全身麻醉下"子宫下段剖宫产术"(图 3-1)。08:01,头位助娩一活婴,性别女,体重 3300g,Apgar 评分 1min 9 分,5min 10 分;羊水 600ml,色清;胎盘自娩,完整。新生儿随母回病房。产妇术后积极预防感染、促宫缩治疗,术后恢复好。

> 07:57 产房启动紧急剖宫产
> 07:58 入手术室
> 08:01 胎儿娩出
> DDI 总计 4min

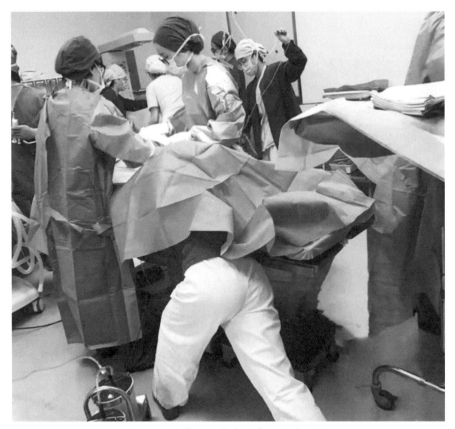

图 3-1　脐带脱垂患者紧急剖宫产现场

▷ **案例三**

　　病例特点：孕妇,女,35岁,已婚,1-0-2-1,因"停经36^{+2}周,下腹痛5h,阴道流液半小时"于2021-09-06 07:40由120救护车护送至本院产科急诊。平素月经规则,早期超声提示胎儿大小与停经时间相符。定期产检,未发现明显异常,15天产检提示臀位。5h前出现下腹痛,阵发性,不规则,后逐渐规律。半小时前胎膜自破,羊水量中等,色清。下腹痛间隔3～4min,持续20s,强度中等,自觉胎动如常。体格检查:生命体征平稳,心肺听诊未及明显异常。腹膨隆,无瘢痕,肝脾肋下未及,移动性浊音阴性,耻骨联合处未及压痛,双肾区无叩痛,四肢脊柱无畸形,神经系统检查阴性。产科检查:经产妇骨盆,宫高31cm,腹围104cm,先露臀,胎儿估重3200g,胎位左骶前(LSA),胎心规律,胎心率90～140次/min;宫缩规则,间隔3～4min/次,持续20s,强度中等。阴道内诊:宫颈容受100%,宫口开约5cm,宫颈质软、居中,先露棘上 2cm,复合先露。阴道内诊:胎儿右足旁触及条索状物,有搏动感,宫缩时搏动感减慢、减弱。

初步诊断:①脐带脱垂;②臀位;③G4P1,孕 36^{+2} 周早产临产;④高龄孕妇。

诊疗过程:立即呼叫急诊室护士,开通绿色通道,予特布他林注射液 0.25mg 皮下注射以抑制宫缩,将产妇转移至平车上,孕妇置 Sims 体位。07:50 启动紧急剖宫产,电话通知手术医生、手术室、麻醉医生、新生儿科医生。急诊医生、急诊护士和家属将孕妇转运至手术室。07:58 护送入手术室门口。07:56 手术医生到达手术室,急诊医护人员与病房医护人员交班后立即补办住院手续,同时医生详细向患者家属交代病情。08:03 开始行气管插管全身麻醉下"子宫下段剖宫产术"。08:07,臀位助娩一活婴,性别女,体重 3000g,Apgar 评分 1min 7 分,5min 9 分;羊水 300ml,色清;胎盘自娩,完整。新生儿因"轻度窒息"转新生儿科进一步监护。产妇术后积极预防感染、促宫缩治疗,术后恢复好。

> 07:52 急诊室启动紧急剖宫产
> 08:00 入手术室
> 08:07 胎儿娩出
> DDI 总计 15min

四、考核培训

快速反应小组（RRT）考核培训要点和计分规则见表3-1。

表3-1　快速反应小组（RRT）考核培训（总分：100分）

编号	情景	总分	检查处理要点		备注
			护士	医生	
1	患者，李××，28岁，已婚，1-0-4-1，停经37周，未正规产检。1h前出现规律性腹痛，来我院急诊。无阴道见红、流液。产检宫口开2.0cm，宫缩持续20s/间隔2～3min，胎膜未破。护送至产房。患者神志清，精神好。既往体健，月经规则。足月顺产1次，人工流产4次				选手追问可补充病史：4年前足月顺产一男孩，2800g
2	各参赛组自行按需取用准备用品，总时间2min内（不计入考核时间）	3			
3	体温（T）37.3℃，脉搏（P）90次/min，呼吸（R）23次/min，血压（BP）120/80mmHg，经皮动脉血氧饱和度（SpO$_2$）98%。宫高33cm，腹围97cm，触及宫缩（持续20s/间隔2～3min），强度中。胎心监护基线134次/min。内诊示：宫颈消退90%，质软、居中，宫口开2cm，先露头，高浮，胎膜未破	12	1.助产士1消毒会阴及胎心监护（2分）。2.助产士1测生命体征（1分）。3.助产士1呼叫超声医生（1分）。4.助产士2采血、开通静脉通道和送检血样及时规范（2分）。	1.体格检查及专科检查规范（2分）。2.询问病史逻辑清楚（2分）。3.医生开具相关检查（1分）。4.初步诊断（1分）。	医生：心肺听诊、四部触诊、宫高腹围测量、微量血糖测定、床边B超。超声：双顶径90mm，股骨69mm，腹围330mm，羊水指数180mm，脐血流正常，血红蛋白（Hb）11g/dl，血小板计数（PLT）140×10^9/L，凝血/生化正常

编号	情景	总分	检查处理要点		备注
			护士	医生	
4	2h后,产妇腹痛转紧,忽然孕妇喊"医生,我下面流了好多水出来"。随即出现胎心变慢,胎心监护出现一次减速,胎心最低80次/min,持续20s恢复。宫缩持续30s/间隔2～3min,强度强。2min后胎心再次出现减速,最低70次/min,持续约30s。宫缩持续30s/间隔2～3min。阴道内诊:阴道内触及搏动条索状,宫口5cm,先露高浮,流出较多羊水,色清。胎心率70次/min。宫缩持续30s/间隔2～3min,强度强。二线达到时胎心减速已2min(仪器)	25	1.助产士1指导呼吸减痛、宫内复苏(2分)。 2.助产士2协助宫内复苏、留置导尿(2分)。 3.助产士1负责联系外围、转运患者、送检血样、取血等(2分)。 4.助产士2手术室准备(1分); 5.助产士1记录(4分):(1)启动紧急剖宫产时间(1分);(2)手术开始时间(1分);(3)新生儿娩出时间(1分);(4)Apgar评分(1分)	1.一线医生查看胎心监护并评估病情,重复宫内复苏,叮嘱留置尿管(2分)。 2.一线医生查体、内诊(1分)。 3.呼叫二线医生到场(1分)。 4.二线医生到场指挥(防止脐带受压,不耽误抢救为前提)(5分):(1)仅导尿充盈膀胱(2分);(2)经阴道上托胎头动作准确(5分);(3)孕妇膝胸卧位未上托胎头(3分)。 5.二线医生启动紧急剖宫产,决定产钳助娩或急诊剖宫产(2分)。 6.带抗生素(1分)。 7.呼叫三线医生到场(1分)。 8.一线医生追踪检验结果(1分)	

续表

编号	情景	总分	检查处理要点		备注
			护士	医生	
5	进入手术室后,血压(BP)130/87mmHg,心率(HR)100次/min,胎心率78次/min。胎儿娩出后,新生儿评分6分,立即行窒息复苏。新生儿体重3000g。手术经过顺利,生命体征平稳,出血300ml	20	1.助产士1听胎心、泼洒消毒液(2分)。2.助产士2迅速规范地完成急诊剖宫产术前准备:器械药物准备、术前及术后核查,担任手术洗手护士(3分)	从启动紧急剖宫产到胎儿娩出时间(15分):5min以内者(15分);5~10min以内者(13分);10~15min以内者(11分)15~20min以内者(9分);20~25min以内者(5分);25~30min以内者(2分);大于30min者(0分)	主刀需询问麻醉是否可以开始划刀,需口述划皮进入腹腔的各层次结构。可以呼叫场外协助
6	三线医生宣布演练结束	10	助产士1与新生儿科医生配合新生儿窒息复苏,操作规范(2分)	1.三线医生嘱抽脐带血行脐血血气分析(2分)。2.产钳助娩或急诊剖宫产操作规范(3分)。3.预防宫内感染处理:黏膜聚维酮碘冲洗宫腔及切口等(3分)	

编号	情景	总分	检查处理要点		备注
			护士	医生	
7	回顾	25	整个团队合作默契高效,有条不紊(10分)	1.医疗废物处理规范(2分)。 2.消毒隔离制度(3分)。 3.手卫生及医院感染(5分):(1)助产士(2分);(2)医生(3分)。 4.体现人文关怀(3分):助产士(1分);医生(2分)。 5.患者隐私保护(2分)	
8	其他	5		1.一线医生向患者及家属病情告知(2分)。 2.三线医生与患者家属沟通,告知病情,术前谈话(2分)。 3.术后病情告知(1分)	

第四章　胎盘早剥

一、定义

胎盘早剥是指妊娠 20 周后或分娩期,正常位置的胎盘在胎儿娩出前,全部或部分从子宫壁剥离。

分级标准:0 级,胎盘后有小血凝块,无临床症状(分娩后回顾性产后诊断);Ⅰ级,有外出血,子宫质地较软,无胎儿窘迫;Ⅱ级,胎儿宫内窘迫或胎死宫内;Ⅲ级,产妇出现休克症状,伴或不伴弥散性血管内凝血。

二、诊断标准

胎盘早剥诊断主要依据病史、是否具有高危因素、典型的临床症状和体征,并结合影像学及实验室检查结果。对于出现阴道出血或腹痛(或两者兼有)、有外伤史的、高血压病史或宫腔压力剧降的女性以及出现其他原因不明早产的女性,应怀疑胎盘早剥。

三、胎盘早剥的处理

剖宫产术是胎盘早剥终止妊娠的主要方式。

阴道分娩适用于 0～Ⅰ级患者,一般情况良好,病情较轻,以外出血为主,宫口已扩张,估计短时间内可以结束分娩。

紧急剖宫产指征:①Ⅰ级胎盘早剥,出现胎儿窘迫征象者;②Ⅱ级胎盘早剥,短时间内无法结束分娩者;③Ⅲ级胎盘早剥,产妇病情恶化,胎儿已死,不能立即分娩者;④破膜后产程无进展者;⑤产妇病情急剧加重危及生命时,不论胎儿是否存活。

术前及术中的注意要点:①完善术前准备,快速建立静脉通道,保持气道通畅,持续监测产妇生命体征,早期识别低血容量休克。②联合麻醉科、重症监护病房(ICU)、检验科、输血科及新生儿科等多学科共同救治,确保手术期间血液制品及抢救药物和用品备齐,建议必要时开展自体血回输。③充分的术前医患沟通,告知手术风险、大量用血的可能,并签署子宫切除术的知情同意书。④建议由有经验的产科医生、围产儿科医生和麻醉医生共同进行。

四、经典案例

病例特点:孕妇,女,28 岁,已婚,1-0-1-1。既往无殊。因"停经 31^{+5} 周,下腹痛 2h,阴道流液 10min"入院。平素月经规则,定期产检,产前筛查低风险,OGTT 4.54mmol/L—10.7mmol/L—7.90mmol/L,诊断"妊娠糖尿病",血糖控制尚可。2h 前无明显诱因下出现下腹痛,阵发性,不规则,无阴道流血流液,10min 前出现阴道流液,伴少量阴道出血,自觉胎动如常,来院急诊。宫口未开,胎心率 112 次/min。急诊拟"胎膜早破,G3P1 孕 31^{+5} 周先兆早产"入院。入院体格检查:体温 37.4℃,脉搏 98 次/min,呼吸 18 次/min,血压 88/67mmHg,精神好,无病容,颈软,无抵抗,气管居中,甲状腺无肿大,胸廓对称,呼吸平稳,心肺听诊未及明显异常。腹膨隆,无瘢痕,肝脾肋下未及,移动性浊音阴性,耻骨联合处未及压痛,双肾区无叩痛,四肢脊柱无畸形,神经系统检查阴性。产科检查:经产妇骨盆。宫高 30cm,腹围 108cm,先露臀,未衔接;胎儿估重 1700g,胎位 LSA。阴道内诊示:外阴未见静脉曲张,宫颈管容受 80%,宫口未开,宫颈质中、居中,棘上 3cm,胎膜已破,淡血性。入院后多普勒胎心监测,未闻及胎心。床边 B 超提示:胎盘前壁,胎盘明显增厚,回声不均,较厚处约 100mm,胎儿即时心率 50 次/min,考虑胎盘早剥,胎儿窘迫。

初步诊断:①胎盘早剥;②胎儿窘迫;③未足月胎膜早破;④臀位;⑤G3P1,孕 31^{+5} 周先兆早产;⑥妊娠糖尿病。

诊疗过程:急查血常规、凝血功能、急诊生化,备血,同时开放静脉通路。因考虑胎盘早剥、胎儿窘迫,10:15 立即启动紧急剖宫产,电话通知手术医生、手术室、麻醉医生、新生儿科医生。同时启动产科快速反应小组,立即护送患者至手术室。10:23 入手术室,术前胎心约 52 次/min,不规则。10:28

胎儿娩出,DDI 为 13min。术中见子宫右旋,下段形成差,无腹水,宫腔内有大量积血及血凝块(约 1500ml)。臀位助娩一活婴,性别男,体重 1780g,Apgar 评分 1min 4 分,5min 6 分;羊水 400·ıl,色血性;胎盘大面积剥离,约 8cm×9cm,可见大量血块(图 4-1),胎盘完整。早产儿交台下新生儿科医生,启动新生儿窒息复苏抢救流程,术中缩宫素 20U 宫体注射及卡贝缩宫素 0.1ml 静推后宫缩仍欠佳,遂予行宫腔球囊填塞术。同时产科快速反应小组产科二线指导抢救,术中予输注同种异体 A 型 Rh 阳性去白悬浮红细胞 3U,新鲜冰冻血浆 580ml,普通冰冻血浆 660ml,冷沉淀 20U。术中心率 80~105 次/min,呼吸 18~20 次/min,血压波动 75~100/50~65mmHg(术毕血压 90/60mmHg),尿量 200ml 且色清。术中总共出血 2000ml。血红蛋白 6.2g/dl。凝血功能:纤维蛋白原 150mg/dl,其余正常。严密监测生命体征及不适主诉。嘱注意宫缩及阴道出血量。因早产,新生儿窒息,新生儿转儿科进一步观察诊治。术后诊断:①胎盘早剥;②胎儿窘迫;③未足月胎膜早破;④臀位;⑤G3P2,孕 31^{+5} 周难产活婴;⑥妊娠糖尿病;⑦新生儿窒息;⑧早产;⑨早产儿;⑩产后出血。术后返回病房后预防感染、促宫缩及补液治疗。术后当天血压升高,最高血压 157/98mmHg,血氧饱和度 88%~90%,血红蛋白 8.9g/dl,纤维蛋白原 221mg/dl,脑钠肽(BNP)440pg/ml,遂予面罩吸氧,硫酸镁解痉(1.5g/h,静脉滴注),硝酸甘油降压(静脉滴注),呋塞米利尿(静脉推注)等治疗。术后恢复良好,术后第 6 天出院。

新生儿情况:新生儿出生后立即初步复苏。复苏后肤色仍苍白,四肢略屈曲,呼吸弱,心率＜100 次/min,予气管插管正压通气。心率＞100 次/min,躯干皮肤转红,呼吸弱,四肢肌张力偏低。立即用保温箱送至新生儿重症监护病房(NICU),予重症监护、心电监护。先后予气管插管接呼吸机辅助通气、呼吸机辅助通气、无创呼吸机辅助通气、经鼻高流量湿化氧气治疗、空氧混合鼻导管吸氧,气管内滴入猪肺磷脂注射液。循环系统:多巴酚丁胺改善循环,利尿。消化系统及营养:自出生后第 4 天开奶喂养,并结合部分静脉营养,维持水、电解质、酸碱平衡,补充电解质,骨化三醇软胶囊补钙,补充维生素 A、维生素 D,益生菌调节肠道菌群;住院 30 天后,母乳喂养 45ml,每 3 小时一次,自行进奶完成可,体重 2.24kg,临床症状改善,一般情况尚可,生命体征平稳,予出院。

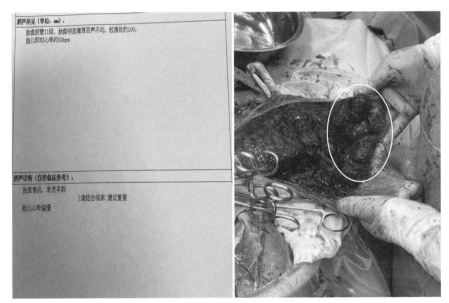

超声所见（单位：mm）：

胎盘前壁II级，胎盘明显增厚回声不均，较厚处约100，
胎儿即时心率约60bpm

超声诊断（仅供临床参考）：

胎盘情况，考虑早剥

）请结合临床 建议复查

胎儿心率偏慢

图 4-1　胎盘早剥患者的胎盘母体面

10:15 产科病房启动紧急剖宫产

10:23 入手术室

10:28 胎儿娩出

DDI 总计 13min

五、考核培训

产房快速反应小组(RRT)考核培训要点和计分规则见表 4-1。

表 4-1　产房快速反应小组(RRT)考核培训(总分:100 分)

编号	情景	总分	检查处理要点		备注
			护士	医生	
1	患者,女,31 岁,已婚,1-0-0-1,因"停经 39 周,见红 1 天,腹痛 5h"直入我院产房,未到急诊就诊	12	1. 查生命体征,评估病情（2 分）。 2. 测量宫高、腹围(2 分)。 3. 胎心监护操作规范(2 分)	1. 产房医生及时到达,检查宫口,评估是否直入产房(1 分)(宫口 2cm,先露头,S＝－3cm,胎膜未破,收治产房,开住院卡,请家属办理住院手续) 2. 查看生命体征(1 分)(T 36.8℃,P 98 次/min,R 20 次/min,BP 145/96 mmHg,SpO_2 98%) 3. 四步触诊(1 分)(再次确认胎位) 4. 测量宫高、腹围（1 分）(宫高 37cm,腹围 105cm) 5. 胎心监护操作规范及评分（2 分）(胎心基线 140 次/min,即时胎心率 145 次/min)	

编号	情景	总分	检查处理要点		备注
			护士	医生	
2	腹部膨隆,产科检查,宫缩持续 20s/间隔 2～3min,强度中,胎位 LOA,胎心率 145次/min。内诊示:先露－3cm,宫缩 2～3min,持续 25s,胎膜未破。1 周前外院 B超示:双顶径 94mm,股骨 70mm,腹围 350mm,羊水指数 180mm,脐血流正常。既往体健,月经规则。神志清,精神好,大小便正常。孕妇身高 160cm,体重 85kg,第一胎 2 年前分娩,新生儿体重 3500g。初步诊断:①G2P1,孕 39 周临产;②妊娠期高血压?	16	1.与相关科室联系(床边 B 超)(1分)。2.急诊检验(血常规、凝血功能、D-二聚体、生化、备血等)(1分)。3.采血操作规范,送检血样及时(3分)	1.采集病史规范,体格检查准确,需询问既往病史及生育史,以及第一胎分娩时有无异常情况(4分)(翻查保健册,明确既往无高血压及尿蛋白异常情况,生育第一胎时有产后出血情况,未输血)。2.患者及家属病情告知(2分)(尤其注意肩难产及产后出血风险的交代)。3.初步诊断(1分)。4.对患者进行初步处理:床旁 B超,测微量血糖;急诊检验血常规、凝血功能、D-二聚体、生化、血型、备血,输血前筛查(2分)。5.医院感染(2分)	

续表

编号	情景	总分	检查处理要点		备注
			护士	医生	
3	入院1h后，孕妇疼痛较前明显，宫口2.5cm。孕妇暂不要求镇痛分娩	6	1.床旁安慰(1分)。2.建议可镇痛分娩(1分)。3.指导产妇拉玛泽呼吸法(1分)。4.观察胎心情况(1分)	医生追踪血常规、凝血、生化报告及B超结果(2分)(补充诊断：轻度贫血)	Hb 10.5g/dl，PLT 140×10⁹/L，凝血/生化正常。超声：双顶径96mm，股骨71mm，腹围358mm，羊水指数210mm，最大深度75mm，胎盘前壁Ⅱ级，脐血流正常
4	入院2h后，孕妇诉下体好像有水流出来，情绪较紧张	3	1.继续观察胎心及宫缩情况(1)。2.告知患者"羊水已破"(1分)	医生内诊明确羊水色泽、有无脐带脱垂旁置及宫口大小(1分)(羊水色清，量约80ml，宫口3cm，先露-2cm，可适当安慰产妇)	即时胎心率138次/min，胎心基线变异好
5	胎心监护可见3次轻度变异减速，胎心最低点100次/min，恢复较快，变异可	5	1.开通静脉通道(1分)。2.面罩吸氧，改变体位(2分)	医生及时观察胎心监护，发现有变异减速，告知助产士开通静脉通道，快速滴注平衡液，面罩吸氧，左侧卧位(2分)	

续表

编号	情景	总分	检查处理要点		备注
			护士	医生	
6	40min 后,孕妇诉阴道再次有液体流出,胎心出现一次中度变异减速,胎心最低点 85 次/min;未及明显强直宫缩,腹部轻压痛	10	1.助产士即刻床边检查,见阴道有鲜红色出血,呼叫医生(2分)。 2. 立即汇报情况,呼叫另一名助产士帮忙(1分)	1.两名医生及时到场(1分)。 2. 快速了解病情,查看胎心(2分)(关注宫缩强度及频率,整体胎心情况,有无强直宫缩,腹部有无压痛)。 3. 立即消毒内诊(3分)。 4.医院感染(1分)	
7	医生 1 内诊:宫口开4cm,先露－1cm,上推胎头,见鲜红色出血,伴少许凝血块,同经量,即时胎心率 105次/min,考虑胎盘早剥。孕妇 T 37.1℃,P 102次/min,R 21次/min,BP 130/75mmHg,SpO₂ 98%	16	1.立即呼叫启动紧急剖宫产并行备皮、插尿管(2分)。 2.通知麻醉(1分)。 3.通知手术室护士(1分)。 4.通知儿科(1分)。 5.一名助产士立即前往手术室打包(1分)	1.胎盘早剥,立即启动紧急剖宫产,开通第二路静脉(2分)。 2.医生 1 和助产士一起快速转运(2分)。 3.医生 2 通知二线医生,并通知病房医生(2分)(由产房一线医生负责)。 4.医生 3 即刻交代病情,与家属签署紧急剖宫产同意书(2分)。 5.产科二线医生及时到场(2分)	

续表

编号	情景	总分	检查处理要点		备注
			护士	医生	
8	准备急诊剖宫产术	10	1.手术室术前准备：(2分)。 2.术前持续监听胎心次数(胎心率90~108次/min,规律)(1分)。 3.围手术期用药的执行(1分)。 4.交接班制度(1分)	1.交接班制度：与麻醉医生简要说明病情,尤其进食情况,行全身麻醉(2分)(孕妇入院后曾进食半碗白粥)。 2.急诊行剖宫产术(病房医生未及时到场,产房医生先行消毒上台行紧急剖宫产,直接泼洒消毒液)(2分)。 3.围手术期用药(1分)(首选克林霉素)	填写手术知情同意书,植入性材料、手术安全核对,手术风险评估单,病理申请单,手术通知单;通知手术室;围手术期用药
9	进入手术室行急诊剖宫产术,术中出血700ml。新生儿评分6~10分	6	协助围产儿复苏(2分)	1.围产儿科医生到场,复苏准备(2分)。 2.剖宫产手术操作规范(2分)	
10	手术结束。患者病情稳定	12	1.运送至病房(2分)。 2.交接班(2分)	1.术后诊治告知(2分)。 2.术后医嘱(2分)。 3.交接班(2分)。 4.再次评估病情(2分)	

续表

编号	情景	总分	检查处理要点		备注
			护士	医生	
12	其他	4		1.整个病情记录规范(1分)。 2.医疗废物处理规范(1分)。 3.消毒隔离制度(1分)。 4.患者隐私保护(1分)	

检查报告见附件 4-1 到 4-3。

附件 4-1

血细胞自动化分析结果见附表 4-1。

附表 4-1　血细胞自动化分析

项目	检验结果	参考范围	单位
白细胞计数	12.0	3.5～9.5	$\times 10^3/\mu l$
红细胞计数	3.6	3.8～5.1	$\times 10^6/\mu l$
血红蛋白	10.5	11.5～15.0	g/dl
红细胞比容	32	35～45	%
平均红细胞体积	84	82～100	fl
红细胞平均血红蛋白量	28.6	27.0～34.0	pg
红细胞平均血红蛋白浓度	29.8	31.6～35.4	g/dl
红细胞分布宽度	12	10～15	%
血小板计数	140	125～350	$\times 10^3/\mu l$
血小板压积	0.18	0.11～0.28	%
血小板平均体积	10.2	7.0～12.5	fl
血小板分布宽度	13.5	13.0～18.5	%
淋巴细胞绝对值	1.9	1.1～3.2	$\times 10^3/\mu l$
单核细胞绝对值	0.4	0.1～0.6	$\times 10^3/\mu l$

续表

项目	检验结果	参考范围	单位
中性粒细胞绝对值	7.0	1.8～6.3	$\times 10^3/\mu l$
嗜酸性粒细胞绝对值	0.0	0.02～0.52	$\times 10^3/\mu l$
嗜碱性粒细胞绝对值	0.0	0.0～0.06	$\times 10^3/\mu l$
淋巴细胞百分比	26.0	20.0～50.0	%
单核细胞百分比	5.8	3.0～10.0	%
中性粒细胞百分比	78	40～75	%
嗜酸性粒细胞百分比	0.0	0.4～8.0	%
嗜碱性粒细胞百分比	0.0	0.0～1.0	%

床边B超示：双顶径96mm，股骨71mm，腹围358mm，羊水指数210mm，最大深度75mm，胎盘前壁Ⅱ级，脐血流正常。

附件4-2

血型：A，Rh（＋）

凝血功能检验结果见附表4-2。

附表4-2　凝血功能

项目	检验结果	参考范围	单位
凝血酶原时间（PT）	14.5	8.7～14.7	s
国际标准化比值（INR）	0.98	抗凝治疗2.0～3.0	
部分凝血活酶时间（APTT）	38.7	20～39.4	s
凝血酶时间（TT）	20.1	14.7～20.7	s
血浆纤维蛋白原（FIB）	300	200～400	mg/dl
D-二聚体	1260		$\mu g/L$

附件4-3

急诊生化检验结果见附表4-3。

附表4-3　急诊生化检验

项目	检验结果	参考范围	单位
总蛋白（TP）	56	65.0～85.0	g/L

续表

项目	检验结果	参考范围	单位
白蛋白（ALB）	30	40.0～55.0	g/L
谷丙转氨酶（ALT）	40	7～45	U/L
谷草转氨酶（AST）	38	13～40	U/L
钾	3.60	3.50～5.30	mmol/L
钠	138	137～147	mmol/L
氯	102	99～110	mmol/L
钙	2.08	2.06～2.62	mg/dl
乳酸	2.0	0.7～2.1	mmol/L
尿素氮	5.9	2.7～8.2	mmol/L
肌酐	60	69～106	μmol/L

第五章　前置胎盘

一、定义

前置胎盘:妊娠 28 周以后,胎盘位置低于胎先露部,胎盘附着于子宫下段、下缘达到或覆盖宫颈内口。按胎盘下缘与宫颈内口关系,将前置胎盘分为 4 类:完全性前置胎盘、部分性前置胎盘、边缘性前置胎盘、低置胎盘。

完全性前置胎盘:胎盘组织完全覆盖宫颈内口。

部分性前置胎盘:胎盘组织部分覆盖宫颈内口。

边缘性前置胎盘:胎盘附着于子宫下段,下缘达到子宫颈内口,但未超越宫颈内口。

低置胎盘:胎盘附着于子宫下段,边缘距子宫颈内口<20mm。

临床上前置胎盘多为孕晚期无痛性的、自限性的产前出血,一般不会出现胎儿窘迫的情况。对前置胎盘产前导致失血性休克的情况,需要立即启动紧急剖宫产,以拯救母儿生命。

二、前置胎盘的处理

前置胎盘终止妊娠的时机:终止妊娠的时机取决于孕周、胎儿大小、阴道流血情况、胎盘植入的严重程度、是否合并感染、是否已临产、妊娠期合并症及并发症等诸多因素。应根据产前症状个体化确定分娩时间。

无症状的前置胎盘孕妇,推荐妊娠 36～38 周终止妊娠;有反复阴道流血史、合并胎盘植入或其他相关高危因素的前置胎盘孕妇,考虑妊娠 34～37 周终止妊娠。

前置胎盘终止妊娠的方式:剖宫产术是前置胎盘终止妊娠的主要方式。

择期剖宫产术是首选,同时注意避免过早干预。无症状、无头盆不称的低置胎盘孕妇,尤其是妊娠 35 周后经阴道超声测量胎盘边缘距子宫颈内口为 11～20 mm 的孕妇可考虑自然分娩。

紧急剖宫产指征:①前置胎盘孕妇出现大出血甚至休克;②在期待过程中,出现胎儿窘迫等产科指征,胎儿可存活;③临产后诊断的前置胎盘,阴道流血较多,估计短时间内不能自然分娩者,需行紧急剖宫产以终止妊娠。

术前及术中的注意要点:①强调多学科合作,完善术前检查,联合麻醉科、ICU、检验科、输血科及新生儿科等多学科共同救治;②确保手术期间血液制品及止血药物和用品备齐,建议必要时开展自体血回输;③充分的术前医患沟通,告知手术风险、大量用血的可能,并签署子宫切除术的知情同意书;④建议由有经验的产科医生和麻醉医生共同进行。

三、经典案例

病例特点:孕妇,女,36 岁,已婚,2-0-2-2。既往足月顺产 2 次,人工流产 2 次,近期人工流产在 4 年前。既往无殊。因"停经 28^{+2} 周,反复阴道流血 3 周,加重 3h 余"入院。平素月经规则,定期产检,产前筛查低风险,OGTT 4.33mmol/L —7.22mmol/L —8.90mmol/L,诊断"妊娠糖尿病",血糖控制尚可。3 周前,无明显诱因下出现阴道出血,就诊于当地医院。B 超示:胎盘后壁经宫内口向前延伸,胎盘下缘覆盖宫内口,考虑前置胎盘出血,予住院保胎,硫酸镁静脉滴注以预防脑瘫,治疗 2 天后阴道出血止。17 天前,再次阴道出血,出血量同经量,色鲜红,无腹痛腹胀,无阴道流液,急诊收住入院。入院后,予地塞米松肌注以促胎肺成熟,盐酸利托君(安宝)静脉滴注以抑制宫缩、保胎治疗。盆腔 MRI 示(图 5-1):胎盘位于子宫后壁内,下缘完全覆盖宫颈内口,向前延伸覆盖子宫前壁下段。胎盘与子宫后壁局灶分界不清,范围约 47mm×78mm,考虑胎盘植入可能。后阴道出血逐渐减少,予出院观察。3h 前无明显诱因下再次出现阴道出血,出血量同经量,色红,无腹痛腹胀,无阴道流液,自觉胎动如常,来院急诊,为进一步诊治入院。体格检查:体温 36.6℃,脉搏 84 次/min,呼吸 18 次/min,血压 110/64mmHg,精神好,无病容,颈软,无抵抗,气管居中,甲状腺无肿大,胸廓对称,呼吸平稳,心肺听诊未及明显异常。腹膨隆,无瘢痕,肝脾肋下未及,移动性浊音阴性,耻骨联合处未及压痛,双肾区无叩痛,四肢脊柱无畸形,神经系统检查阴性。产科检查:骨盆外测量示髂棘间径(IS)24cm,髂嵴间径(IC)26cm,骶耻外径(EC)19cm,坐骨结节间径(TO)9cm。宫高 22cm,腹围 86cm,先露头,未衔接;胎儿估重 1200g,胎位 LOA,胎心规律,胎心率 136 次/min;宫缩无。阴道内诊示:外阴未见静脉曲张,阴道少量流血,色红,内诊未查。辅助检查:(孕 27 周时)盆腔 MRI:盆腔内见一胎儿,臀位,颈部未见脐带围绕。胎盘位于子宫后壁内,下缘完全覆盖宫颈内口,向前延伸覆盖子宫前壁下段。胎盘与子宫后壁局灶分界不清,范围约 47mm×78mm,考虑植入可能。子宫底前壁内见结节状等 T_1、短 T_2 信号影,大小约 73mm×53mm×136mm。宫颈内未见异常信号。子宫左侧外后方见囊状短 T_1、短 T_2 信号影,大小约 31mm×19mm。(孕 29 周时)胎儿及附属物 B 超示:宫内单胎头位,胎心可见,胎儿双顶径 70mm,头围 257mm,腹围 237mm,股骨长度 51mm,羊水指数 133mm;脐动脉血流 S/D 2.73,RI 0.63,PI 0.94;胎盘后壁经宫内口向前壁延伸 I 级,其下缘完全覆盖宫内口,因胎位关系,胎儿颜面部及心脏显示不清。胎儿颈部见环形血流。孕妇左附件区探及囊状暗区 34mm×22mm×30mm。宫内口略呈 Y 形,宫颈管长约 19~22mm。

初步诊断:①产前出血,完全性前置胎盘;②胎盘植入? ③G5P2,孕 28⁺³ 周先兆早产;④妊娠糖尿病。

诊疗过程:入院后前 4 天期间有少量阴道出血,入院后硫酸镁静脉滴注 48h 后,改用盐酸利托君,后盐酸利托君增加剂量为 30ml/h。第 5 天 03:00,阴道大量出血,出血约 1500ml,出血速度快,约 200ml/min,考虑前置胎盘大出血。03:21 立即启动紧急剖宫产,电话通知手术医生、手术室、麻醉医生、新生儿科医生。同时启动产科快速反应小组,立即护送患者至手术室。

护送手术室途中,在电梯里意识模糊、神志淡漠,胎心规律,胎心率 136 次/min。03:25 入手术室。03:31 胎儿娩出,自启动紧急剖宫产后 10min 剖出胎儿。术中见子宫右旋,子宫苍白,下段形成差,无腹水;头位助娩一活婴,性别男,体重 1370g,Apgar 评分 1min 8 分,5min 8 分;羊水 600ml,色清;胎盘人工剥离,胎盘与子宫左侧前壁下段部分植入,浅表。术中子宫壁注射缩宫素 20U,宫缩欠佳,遂予卡贝缩宫素 0.1mg 静推,宫缩渐好转,子宫下段胎盘剥离面渗血明显。产科快速反应小组产科二线指导抢救,予行宫腔球囊填塞术。探查子宫及附件，外观正常，子宫切口无活动性出血，逐层关腹。手术经过顺利，术中心率 100～112 次/min，呼吸 18 次/min，血压最低48/24mmHg（术毕血压 102/52mmHg），尿量 200ml 且色清。术中出血 400ml。术中予输注同种异体 A 型 Rh 阳性去白悬浮红细胞 6U，新鲜冰冻血浆 400ml，普通冰冻血浆 190ml，带新鲜冰冻血浆 270ml 及普通冰冻血浆 170ml 至内科重症监护病房（MICU）。严密监测生命体征情况及不适主诉。嘱注意宫缩及阴道出血量。因早产，新生儿转儿科进一步观察诊治。术后诊断：①产前大出血，完全性前置胎盘；②失血性休克；③胎盘植入；④G5P3，孕 29 周难产活婴；⑤早产、早产儿；⑥妊娠糖尿病；⑦极低出生体重儿；⑧子宫肌腺症。术后予转 MICU 加强监护。术后恢复良好，第 5 天出院。

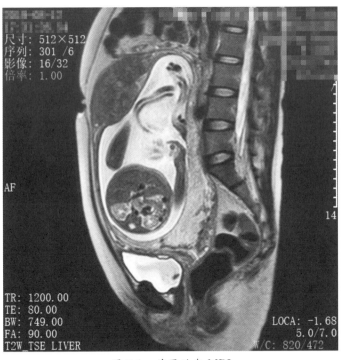

图 5-1　前置胎盘 MRI

03:21 产科病房启动紧急剖宫产

03:25 入手术室

03:31 胎儿娩出

DDI 总计 10min

第六章　胎儿窘迫

一、定义

胎儿窘迫(fetal distress)指胎儿在子宫内因急性或慢性缺氧危及其健康和生命的综合征。胎儿窘迫是围产儿死亡、儿童智力低下的主要原因。

产房分娩时发生的胎儿窘迫多为急性胎儿窘迫,常见因素有:①脐带因素,脐带绕颈、脐带真结、脐带扭转、脐带脱垂、脐带水肿、脐带过长或过短、脐带附着于胎膜等;②缩宫素使用不当,造成过强及不协调宫缩,宫内压长时间超过母体血液进入绒毛间隙的平均动脉压;③母体严重循环障碍导致胎盘灌注急剧减少,如胎盘早剥及其他因素导致的休克等;④孕妇应用麻醉药及镇静剂过量,抑制呼吸。

因此,早期发现胎儿窘迫征象并及时处理对围产儿预后结局至关重要。目前,胎心监护是最常用的产时胎儿监护手段,如电子胎心监护(electric fetal monitoring,EFM)。进入临产后,通过产时电子胎心监护——宫缩应激试验(contraction stress test,CST)波形的判读,可以直接了解胎儿状况。胎心监护是孕妇产房分娩时医生应该重点关注的辅助检查项目。

二、产房分娩时发生胎儿窘迫的处理

目前 CST 判读参照 2009 年美国妇产科医师学会指南提出的三级判读系统。胎心监护Ⅰ级,提示监护期内胎儿酸碱平衡状态良好,不需要特殊的处理;Ⅱ级,尚不能提示胎儿宫内有无异常的酸碱平衡状况,需要综合考虑临床情况,持续监护,并采取其他评估方法来判定胎儿有无缺氧,可能需要宫内复苏;Ⅲ级,提示监护期内胎儿出现异常的酸碱平衡状态,必须立即采取措施进行宫内复苏,如果实施上述措施后胎心曲线没有改善,需要立即终止妊娠。

综上,产房分娩时 CST 为Ⅱ级、Ⅲ级图形,提示胎儿存在窘迫可能,应立即采取措施进行宫内复苏,考虑给氧、改变孕妇体位、扩容治疗。如果不能迅速阴道分娩,可考虑使用宫缩抑制剂暂时抑制宫缩。如果实施上述措施后 CST 波形没有改善(Ⅱ级发展为Ⅲ级或持续反复Ⅲ级),按如下处理:若宫口已开全,且胎先露≥S^{+3},应立即行阴道助产(产钳或胎头吸引)结束分娩;宫口未开全或宫口已开全,胎先露≤S^{+2},应立即行剖宫产终止妊娠。

产房分娩时发生胎儿窘迫的处理流程见图 6-1。

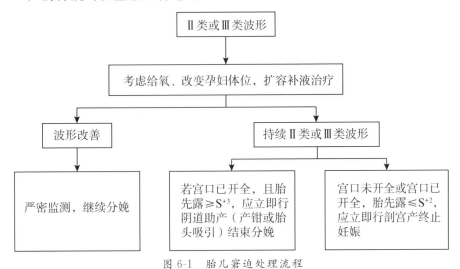

图 6-1　胎儿窘迫处理流程

三、经典案例

▷ **案例一**

病例特点:患者,女,27 岁,0-0-1-0,以"停经 39^{+5} 周,下腹痛 1 天"入院。孕期定期产检,经过顺利。1 天前无明显诱因下出现下腹痛,阵发性,不规则,无阴道流血流液,胎动好。体格检查:体温 37℃,脉搏 97 次/min,呼吸 18 次/min,血压 114/72mmHg。产科检查:骨盆外测量示:IS 24cm,IC 26cm,EC 19cm,TO 9cm。宫高 34cm,腹围 100cm,先露头,未衔接;胎儿估重 3700g,胎位 LOA,胎心规律,胎心率 136 次/min;宫缩不规则。阴道内诊示:外阴未见静脉曲张,宫颈容受 80%,宫口未开,宫颈质中、居中,棘上 3cm,胎膜未破。Bishop 评分 5 分,头盆评分 7 分。辅助检查:血常规、尿常规、凝血、生化、心电图均正常。胎儿及附属物 B 超示:宫内单胎头位,胎心可见,胎儿双顶径 97mm,头围约 336mm,腹围 350mm,股骨长度 71mm;羊水指数 124mm;脐动脉血流 S/D 1.91,RI 0.48,PI 0.66;胎盘前壁 Ⅱ 级,因胎位关系,胎儿颜面部未显示,胎儿颈部见环形血流。胎心监护:无应激试验(NST)反应型。

初步诊断:G2P0,孕 39⁺⁵ 周待产。

诊疗过程:患者入院后于病房待产,监测胎心,宫缩渐规则。次日 10:30 胎膜自破,内诊查宫口 2cm,宫颈消退 100%,棘上 3cm。10:45 进入产房待产并予镇痛分娩。12:30 宫缩规则,持续 25s/间隔 2～3min,强度中,胎心监护见变异减速。内诊示:宫颈消退 100%,宫口开大 6cm,先露头,S＝－3cm,羊水色清,无明显产瘤,予吸氧、左侧卧位;考虑 Ⅱ 类胎心监护图形,予以平衡液静脉滴注;向患者及家属交代病情,继续待产。13:13 胎心监护出现频发晚期减速,同时出现延长减速。13:30 内诊:宫颈消退 100%,宫口开大 6cm,先露头,S＝－3cm,羊水色清,无明显产瘤,考虑 Ⅲ 类胎心监护图形,向患者及家属交代病情,考虑胎儿窘迫可能,建议立即剖宫产终止妊娠。

13:32 启动紧急剖宫产,通知手术室、麻醉医生、新生儿科医生,同时产房医生、护士和护工将孕妇直接转运至手术室。13:37 到达产房手术室。13:40,头位助娩一活婴,性别男,体重 3800g,Apgar 评分 1min 8 分,5min 10 分;羊水 500ml,色清;脐带绕颈 2 圈;胎盘自娩,完整。手术经过顺利,新生儿随母回病房。

> 13:32 产房启动紧急剖宫产
> 13:37 入手术室
> 13:40 胎儿娩出
> DDI 总计 8min

▷ **案例二**

病例特点:患者,女,31 岁,0-1-0-1,以"停经 36⁺⁴ 周,下腹痛 2h,阴道流液 1h"入院。孕期定期产检,孕 33⁺⁵ 周因宫缩频繁住院,予地塞米松促胎肺成熟,盐酸利托君片保胎治疗,4 天后好转出院。2h 前,无明显诱因下出现下腹痛,阵发性,渐规则,伴阴道少量出血,来院急诊。内诊示:宫口 1cm;阴道流液,色清,量如小便。自觉胎动如常。急诊收住入院。体格检查:体温 37℃,脉搏 86 次/min,呼吸 18 次/min,血压 126/78mmHg。产科检查:骨盆外测量示:IS 24cm,IC 26cm,EC 19cm,TO 9cm。宫高 34cm,腹围 94cm,先露头,未衔接;胎儿估重 3200g,胎位 LOA,胎心规律,胎心率 145 次/min;宫缩规则,间隔 5～6min/次,持续 20s。阴道内诊示:外阴未见静脉曲张,宫颈容受100%,宫口开约 1.5cm,宫颈质中、居中,棘上 3cm,胎膜已破,羊水色清。Bishop 评分 6 分,头盆评分 8 分。辅助检查:血常规、尿常规、凝血、生化、心电图均正常。OGTT 4.2mmol/L—10.50mmol/L—7.6mmol/L。胎儿及附属物 B 超示:宫内单胎头位,胎心可见,胎儿双顶径 88mm,头围 323mm,腹围322mm,股骨长度 69mm;羊水指数 71mm,最大深度 31mm;胎儿即时膀胱大小约 32mm×22mm;脐动脉血流 S/D 2.35,RI 0.58,PI 0.81;胎盘前壁Ⅱ级,因胎位关系,胎儿颜面部未显示。胎儿颈部见环形血流(2 圈)。胎儿双肾肾盂分离,左侧宽 15mm,右侧宽 9mm,双肾肾盏稍分离,肾实质未见明显变薄。胎心监护:CST(一)。

初步诊断:①G2P1,孕 36^{+4}周早产临产;②妊娠糖尿病;③胎儿肾盂分离。

诊疗过程:当日 16:40 患者宫口开约 1.5cm,转入产房待产并予镇痛分娩。19:14 胎心监护偶有晚期减速,内诊示:宫颈消退 100%,宫口开大10cm,先露头,S＝＋2cm,羊水色清,无明显产瘤。予吸氧并监测胎心,鼓励患者宫缩时正确使用腹压。至 19:57,频繁出现晚期减速,内诊示:宫颈消退100%,宫口开大 10cm,先露头,S＝＋3cm。向患者及家属交代病情,考虑胎儿窘迫可能,建议会阴侧切后胎头吸引助产结束分娩。通知上级医生、儿科医生,助产士准备物品。20:05 经阴道会阴侧切、胎头吸引助娩一活婴,性别男,体重 3150g,Apgar 评分 1min 8 分,5min 9 分;羊水清;胎盘自娩,胎盘边缘见直径约 5cm 凝血块压迹,考虑边缘性胎盘早剥。产后即刻出血 350ml。早产儿因出生后呻吟转新生儿科。产后产妇生命体征平稳。

▷ **案例三**

病例特点:患者,女,29 岁,已婚,0-0-0-0,以"停经 40^{+1}周,下腹痛 5h"入院。孕期定期产检,5h 前无明显诱因下出现下腹痛,阵发性,不规则,无阴道流血流液,自觉胎动如常。急诊,查宫口未开,收住入院。体格检查:体温

37℃,脉搏 105 次/min,呼吸 18 次/min,血压 105/70mmHg。产科检查：骨盆外测量示：IS 24cm,IC 26cm,EC 19cm,TO 9cm。宫高 34cm,腹围 100cm,先露头,未衔接。胎儿估重 3200g,胎位 LOA,胎心规律,胎心率 136 次/min。宫缩不规则。阴道内诊示：外阴未见静脉曲张,宫颈容受 80%,宫口未开,宫颈质中,居中,棘上 3cm,胎膜未破。Bishop 评分 5 分,头盆评分 8 分。辅助检查：血常规、尿常规、凝血、生化、心电图均正常。胎儿 B 超示：宫内单胎头位,胎心可见,胎儿双顶径 92mm,头围 334mm,腹围 339mm,股骨长度 72mm,羊水指数 96mm；脐动脉血流 S/D 2.67,RI 0.63,PI 0.98；胎盘后壁 Ⅱ 级。胎心监护：反应型,见不规则宫缩。

初步诊断：G1P0,孕 40^{+1} 周待产。

诊疗过程：当日 20:40 患者自觉宫缩明显,渐规则。内诊示：宫颈消退 80%,宫口未开,先露头,棘上 3cm。予继续病房待产、监测胎心。次日 06:23 宫口开约 2cm,转入产房待产并予阵痛分娩。07:46 胎心监护发现宫缩弱,间隔长,内诊示：宫颈消退 80%,宫口开 2cm,先露头,棘上 3cm,可及羊膜囊,未及脐带样物及搏动感。交代病情后于宫缩间歇期人工破膜,羊水 15ml,色清。09:04 胎心监护频发变异减速,内诊示：宫颈消退 100%,宫口开大 5cm,先露头,棘上 3cm,羊水色清。予患者吸氧、左侧卧位、平衡液静脉滴注,监测胎心,后胎心恢复。12:37 患者宫口开全。至 13:13,频繁出现晚期减速,内诊示：宫颈消退 100%,宫口开大 10cm,先露头,S＝＋1cm。予吸氧、鼓励患者宫缩时正确使用腹压。胎心无好转,胎头无明显下降,胎心基线变异差,持续延长减速 8min 未恢复。向患者及家属交代病情,考虑胎儿窘迫可能,短时间无法结束分娩。13:21 启动紧急剖宫产,通知手术室、麻醉医生、新生儿科医生,同时产房医生、护士和护工将孕妇直接转运至产房手术室。13:28,头位助娩一活婴,性别女,体重 3300g,Apgar 评分 1min 9 分,5min 10 分；羊水 600ml,色清；脐带真结一枚,胎盘自娩,完整。手术经过顺利,新生儿随母回病房。

> 13:21 产房启动紧急剖宫产
> 13:25 入手术室
> 13:28 胎儿娩出
> DDI 总计 7min

第七章 产时羊水栓塞

一、定义

羊水栓塞(amniotic fluid embolism,AFE):由于羊水进入母体血液循环,而引起的肺动脉高压、低氧血症、循环衰竭、弥散性血管内凝血(DIC)以及多器官功能衰竭等一系列病理生理变化的过程,以起病急骤、病情凶险、难以预测、病死率高为临床特点。羊水栓塞的临床症状是非特异性的,先出现胎心减速,继而出现胎膜自破后的血性羊水,以胎盘早剥为剖宫产手术指征。据报道,在羊水栓塞的发病过程中,30%~40%患者出现非特异性的前驱症状,如憋气、呛咳、呼吸急促、心慌、胸痛、寒战、头晕、恶心、呕吐、乏力、麻木、针刺样感觉、焦虑、烦躁、精神状态的改变及濒死感等。羊水栓塞大部分发生在产时及产后 2h 之内,是产房内危急重症的重点防控疾病。

二、羊水栓塞的处理

由于羊水栓塞往往起病隐匿,症状不典型,不能及早引起医生的足够重视,临床上的处理仍以稳定患者生命体征、终止妊娠为主要措施。尽早行高质量的心肺复苏,是成功救治羊水栓塞患者的关键。

在实际工作中,羊水栓塞的治疗重在症状的早期发现。无论是助产士还是医生,在管理产程时只要发现患者有低血压、低氧血症、低纤维蛋白血症,或者无法解释的胎儿窘迫等症状,且胎膜已破,有发生羊水栓塞的可能,必须提高羊水栓塞的防范意识。一旦高度怀疑,立即启动急诊手术,边治疗边诊断。

羊水栓塞的紧急剖宫产手术处理紧急等级高于其他产科急诊手术,故启动紧急剖宫产时,立即通知 ICU 医生、麻醉医生、儿科医生到手术室,同时通知输血科、检验科、影像科医生做好准备,预防紧急情况的发生。

手术室接到患者后,立即开通静脉通道,插管麻醉,积极手术,同时预防心搏骤停,在心搏骤停复苏过程中,必须保证做到以下几点:①一旦骤停,立即胸部按压,即使呼吸复苏尚未准备完善;立即准备升压药物,抗心律失常,除颤等。②对于呼吸困难与面色发绀的患者,立即给予呼气末正压给氧,至少用面罩给氧。对于意识丧失者,尽早行气管插管或气管切开,尽早使用呼吸机,尽量保持血氧饱和度在 90% 以上。千万不要等到真正呼吸骤停再开始插管,这往往导致脑死亡。③在羊水栓塞抢救过程中,液体复苏一定要适量,过量液体可加重心力衰竭并引起急性肺水肿,影响预后。④针对右心功能不全的血管活性药物,如多巴酚丁胺、磷酸二酯酶抑制剂等兼具强心和扩张肺动脉的作用,是首选的治疗药物。针对低血压,应使用去甲肾上腺素或血管升压素等,在没有麻醉医生到场时,产科医生应该知道用药剂量及时机。⑤解除肺动脉痉挛时,根据现场条件,有什么药物就使用什么药物,如一氧化氮吸入、西地那非口服等,一般大部分医院抢救车内配备罂粟碱、阿托品、氨茶碱、酚妥拉明等药物。⑥手术或者分娩后一定注意彻底止血,因为凝血功能障碍很有可能继发,当然也有可能为首发症状,应尽早、适时评估凝血状态。⑦全面监测应贯穿于抢救过程的始终,包括血压、心率、呼吸、尿量、凝血功能、电解质、肝肾功能、血氧饱和度、心电图、动脉血气分析、中心静脉压、心排血量等。

三、经典案例

病例特点:患者,陈××,女,34 岁,已婚,1-0-2-1,以"停经 38 周,发现 D-二聚体水平升高 5 个多月"入院。末次月经 2022-02-15。5 个多月前产检发现血 D-二聚体水平升高,结合既往有反复流产史,狼疮因子异常,考虑"易栓症",予低分子量肝素及阿司匹林 1 片治疗。

初步诊断:①易栓症;②G5P1,孕 38 周待产。

诊疗过程:08:40 入产房行 0.5% 催产素引产。08:55 胎心监护反应型,当缩宫素滴速调节到 14 滴/min 时,分娩球运动、自由体位。14:00 宫缩规则,持续 20s/间隔 2~3min,强度中,胎心监护反应型,T 36.8℃,P 78 次/min,

BP 104/66mmHg,血氧饱和度99％。胎膜自破,羊水色清,量20ml。停催产素。14:03胎心出现延长减速,胎心率最低60次/min,腹部触诊可及规则宫缩,胎心延长减速持续6min后恢复至140次/min。静脉缓慢推注25％硫酸镁＋生理盐水10ml以抑制宫缩,特布他林0.25mg皮下注射,留置导尿。消毒后内诊示:宫颈消退100％,宫口开大1.5cm,先露头,S＝－3cm,胎膜已破,羊水清,未及脐带样物及搏动感。14:30胎心监护反应型,基线160次/min,交代病情,继续阴道试产。14:45宫缩规则,持续20s/间隔3～4min,强度中。胎心监护示:胎心基线150次/min,变异6～25次/min,胎心变化未见明显异常,可见加速反应。14:52宫缩规则,持续25s/间隔2～3min,强度中,心率85次/min。消毒后内诊:宫颈消退100％,宫颈较厚,宫口开大2cm,先露头,S＝－3cm,胎膜已破,羊水清,未及脐带样物及搏动感。予山莨菪碱注射液10mg静推,软化宫颈,促进产程进展。15:00宫缩规则,持续25s/间隔2～3min,胎心监护反应型,基线165次/min,胎心率95次/min,血压110/65mmHg,血氧饱和度98％,应患者要求予分娩镇痛。15:38胎心监护示变异减速,最低102次/min,予面罩吸氧,快速静脉滴注生理盐水,改变体位。略有好转。16:07胎心监护示胎心频发变异减速,最低102次/min。内诊示:宫颈消退100％,宫颈较厚,宫口开大2.5cm,先露头,S＝－2cm,胎膜已破,羊水血性,考虑胎盘早剥,启动紧急剖宫产。电话通知手术室、麻醉医生、新生儿科医生。16:12到达产房手术室。16:18全身麻醉下头位助娩一活男婴,出生后Apgar评分1min 8分,5min 10分,体重3250g;羊水约800ml,色清。新生儿交儿科医生处理,予药物促宫缩治疗,宫缩差。16:25胎盘自娩完整,未见明显早剥。出血约1000ml,行两侧子宫上行支结扎术。16:44宫腔出血减少。切口渗血明显,右侧宫旁小血肿形成。血压76/42mmHg。予连续缝合子宫肌层。血常规提示血小板计数$9×10^9$/L,启动产科快速反应小组。16:58切口渗血明显,子宫疲软,检查阴道见持续大量不凝血流出,估计出血3000ml,血尿,血压59/40mmHg。产科快速反应小组产科二线决定行子宫全切除术,联系血库拟输红细胞6U,新鲜冰冻血浆600ml,启动院内抢救小组。17:03血尿,血压50/40mmHg,行子宫全切除术。17:33血尿,血压68/45mmHg,共输注冷沉淀20U,新鲜冰冻血浆530ml,输红细胞4U,输液。17:38手术过程止血困难,手术创面广泛渗血,出血不凝,继续输血。

18:33 探查，止血，血压 105/56mmHg。19:30 关腹，尿色清。输注冷沉淀 77.5U，新鲜冰冻血浆 1510ml＋160ml，红细胞 20U，凝血酶原复合物 300U，纤维蛋白原 2.5U，血小板 20U。19:41 手术结束，出血合计 8000ml，继续输液。19:54 血压 110/65mmHg，血氧饱和度 96%，继续输血小板 10U。20:20 鼻出血明显，急行鼻内镜下鼻出血止血术。22:00 麻醉未醒，口插管呼吸机辅助通气，转监护病房，拟继续机械通气，继续给予镇痛镇静治疗。22:45 经减量镇静药后患者麻醉苏醒，配合好，双瞳孔等大等圆，对光反应好，四肢能按指令活动。予继续机械通气和镇痛镇静治疗。次日 06:30 发热最高 39℃，无寒战，退热药纳肛后下降。血钾浓度低（3.2mmol/L），腹胀。继续抗感染、补钾等，予肛管排气。08:00 口插管机械辅助通气，患者意识清醒，交流低头、摇头表示无障碍。术后至次日清晨阴道出血 0ml，尿量 3100ml，腹腔引流液 260ml（淡血性）。体格检查：体温 38.0℃，脉搏 85 次/min，呼吸 19 次/min，血压 112/98mmHg，血氧饱和度 98%。皮肤未见斑丘疹、新出血点、瘀斑。09:30 吸痰后顺利脱机拔管，改注射用亚胺培南西司他丁钠 0.5g 静脉滴注（q6h），加强抗感染。第三天转回普通病房。

> 16:07 产房启动紧急剖宫产
> 16:12 到达手术室
> 16:18 胎儿娩出
> DDI 总计 11min

点评： 该患者出现胎心减速、胎心基线变异消失等胎儿窘迫表现（母体各种严重的血流动力学损害，将关闭外周和内脏静脉血管床循环，以保证脑灌注和心脏灌注，难以避免牺牲子宫胎盘血流。表现为晚期减速，常为急性延长减速），之后紧跟着出现继发凝血功能障碍，出血量与生命体征改变不相符。因及时进行气管插管，氧合循环控制稳定，故没有出现突发呼吸困难和（或）口唇发绀。该患者的 DIC 表现为胎儿娩出后即刻无原因的大量产后出血，且为不凝血；全身皮肤黏膜出血，血尿，消化道出血，手术切口及静脉穿刺点出血等；实验室检查异常，血小板计数＜10×10⁹/L 或进行性下降，纤维蛋白原＜1.5g/L，凝血酶原时间（PT）＞15s 或超过对照组 3s，活化部分凝血活酶时间（APTT）延长，血浆鱼精蛋白副凝固试验（3P 试验）阳性等。

第八章　脓毒症及脓毒症休克

一、定义

脓毒症(sepsis)：感染引起的宿主反应失调导致的危及生命的器官功能障碍。

脓毒症休克(septic shock)：脓毒症休克是脓毒症引起的严重的循环和细胞代谢紊乱综合征，又称感染性休克、脓毒性休克，分类属于分布性休克。感染性休克产妇死亡率12%～28%，在我国孕产妇死亡原因中位居第三。

二、临床诊断

脓毒症诊断标准应同时满足以下2条：①确诊感染或疑似感染；②脓毒症相关性器官功能衰竭评价(sepsis-related organ failure assessment,SOFA)评分(表8-1)较基线增加≥2分。

表8-1　SOFA评分标准

系统	项目	评分(分)				
		0	1	2	3	4
呼吸系统	PaO_2/FiO_2 [mmHg (kPa)]	≥400 (53.3)	<400 (53.3)	<300 (40.0)	200 (26.7)+ 机械通气	<100 (13.3)+ 机械通气
凝血系统	血小板计数 (×10^3/μl)	≥150	<150	<100	<50	<20
肝脏	血清胆红素 [mg/dl (μmol/L)]	<1.2(20)	1.2～1.9 (20～32)	2.0～5.9 (33～101)	6.0～11.9 (102～204)	≥12.0 (204)

续表

系统	项目	评分(分)				
		0	1	2	3	4
心血管系统	心血管功能	MAP≥70mmHg	MAP<70mmHg	多巴胺≤5或多巴酚丁胺(任意剂量)[a]	多巴胺5.1~15.0或肾上腺素≤0.1或去甲肾上腺素>0.1[a]	多巴胺>15.0或肾上腺素>0.1或去甲肾上腺素>0.1[a]
中枢神经系统	Glasgow昏迷量表评分[b]	15	13~14	10~12	6~9	<6
肾脏	肌酐[mg/dl(μmol/L)]	<1.2(100)	1.2~1.9(110~170)	2.0~3.4(171~299)	3.5~4.9(300~440)	>49(440)
	24h尿量(mg/dl)	—	—	—	<500	<200

注：a.司儿茶酚胺类药物给药剂量单位为 μg/(kg·min)，给药至少1h；b.Glasgow昏迷量表评分范围为3~15分，分数越高代表神经功能越好。

脓毒症休克诊断标准应同时满足以下3条：①脓毒症诊断成立；②充分液体复苏后仍需使用血管活性药物以维持平均动脉压>65mmHg；③血乳酸浓度>2mmol/L。

对于发热伴器官功能障碍或不明原因的器官功能障碍患者，应考虑脓毒症可能性。

快速 SOFA(qSOFA)评分≥2分可用于疑似脓毒症患者的快速床旁筛查(表 8-2)。

表 8-2   qSOFA 评分标准

项目	标准
呼吸频率	≥22 次/min
意识	改变
收缩压	≤100mmHg

三、危险因素

产科脓毒症、脓毒症休克的危险因素包括宫颈环扎、破膜时间长、盆腔感染、GBS(产科围生期 B 族链球菌感染)接触史、多胎妊娠、妊娠物残留、侵入性操作、免疫抑制等。除此之外,产妇肥胖、高血压、糖尿病、贫血等都可能增加脓毒症的发生风险。

四、脓毒症休克的治疗

脓毒症休克的治疗可分为病因治疗及支持治疗。病因治疗包括早期控制感染源和使用有效抗微生物药物。支持治疗包括早期液体复苏及器官支持治疗等。

1.脓毒症集束化治疗

脓毒症集束化治疗一直是《拯救脓毒症运动》(surviving sepsis campaign,SSC)指南实施的核心,以 1 h 集束化(hour-1bundle,H1B)治疗取代 3h 和 6h 的集束化治疗,并将成为初步处理脓毒症休克的策略。这对于脓毒症休克患者早期识别、抢救启动及治疗的管理提出了更高的要求。SSC 指南强调,对于脓毒症患者的治疗是医疗紧急事件,1h 内必须同时进行以下 5个步骤。

(1)培养:留取可能导致感染的体液、血液、尿液、痰液及分泌物。在给予患者第 1 次合适的抗生素后几分钟内,即可有灭菌作用。因此必须在抗菌药物使用前获得血培养,以优化病原体的鉴定并改善患者的预后。血培养至少留取两份标本,进行需氧菌和厌氧菌的培养。尽管如此,血培养依然有假阴性率高、获取阳性结果时间长、采血困难、采血量不足等问题。值得注意的是,不应为了获得血培养而延误患者适当的抗生素治疗。

(2)乳酸水平监测:血清乳酸是提示组织灌注的间接指标,因为乳酸增加可能代表组织缺氧。随机对照研究表明,通过乳酸指导复苏能显著降低病死率。乳酸水平升高可作为组织灌注不足的标志。如果初始乳酸水平升高($>$2mmol/L),则应在 2～4h 内重新检测以指导复苏,以使患者的乳酸水平正常化。在脓毒症患者中,乳酸浓度$>$4mmol/L 同时合并低血压会显著增加入院后的病死率。当乳酸浓度$\geqslant$3mmol/L 时,如 2h 内乳酸水平降低 20%,可显著降低患者的病死率。

(3)抗生素的使用:对于脓毒症或脓毒症休克患者,应尽早经验性地应用涵盖可能病原菌的一种或联合几种静脉抗生素。如果是细菌感染的脓毒症休克,需早期尽快减少细菌负荷以预防感染扩散造成的严重后果。

(4)液体复苏:早期有效的液体复苏被证实对于治疗脓毒症引起的组织低灌注或脓毒症休克至关重要。一旦确认患者有脓毒症和(或)低血压合并乳酸水平升高,应立即开始复苏,并在 3h 内完成。指南推荐,应经静脉给予 30ml/kg 以上的晶体液(胶体液相比晶体液没有明显的优势)。在晶体液中,成人初始液体复苏比较推荐平衡液。研究表明,平衡液进行初始液体复苏可降低患者的病死率和急性肾损伤的发生率。

(5)血管活性药物的使用:迅速恢复对重要器官充足的灌注压是复苏的关键。如果初始液体复苏后血压未恢复,则应在 1h 内给予血管加压药,以达到平均动脉压(MAP)≥65mmHg。血管加压药在脓毒症治疗中的作用已被大量的文献所证实。在成人,去甲肾上腺素作为首选的血管活性药物,在高选择性患者中(如没有快速型心律失常风险),建议使用多巴胺;指南也推荐加用血管升压素或肾上腺素以降低去甲肾上腺素的使用剂量。

2.对症治疗

(1)输注红细胞:对于 Hb<7g/dl 的患者,输注红细胞。

(2)输注血小板:对于血小板计数<$10×10^9$/L 且无明显出血征象,或血小板计数< $20×10^9$/L 伴有出血高风险,或活动性出血、外科手术或侵入性操作且血小板计数≥$50×10^9$/L 的患者,输注血小板。

(3)使用糖皮质激素:对成人脓毒症休克且需要持续使用升压药的患者,推荐静脉使用糖皮质激素。

(4)肾脏替代治疗:对于急性肾损伤需要进行肾脏替代治疗的患者,推荐连续性或间歇性肾脏替代治疗。

(5)静脉血栓预防:推荐使用药物进行静脉血栓预防。

(6)应激性溃疡预防:推荐使用质子泵抑制剂(如奥美拉唑)等治疗。

(7)血糖管理:对于血糖≥10mmol/L 的患者,推荐胰岛素治疗。

(8)营养:对于可耐受肠内营养的休克患者,推荐早期(72h 内)启动肠内营养。

终止妊娠时机:如母体发热、胎膜早破、近期宫内手术(如羊膜腔穿刺)、母体心动过速、胎儿心动过速、子宫压痛、分泌物异味,应怀疑宫内感染。如明确存在宫内感染,无论孕周如何,都要及时终止妊娠。如没有宫内感染,孕周小,建议积极抗感染以延长孕周,但对于极早产和足月产孕妇,应首先考虑终止妊娠。

终止妊娠指征:孕妇宫内感染、DIC 倾向、肝肾功能损害、心肺功能障碍、心肺骤停。胎儿窘迫或胎心监护异常(心动过速,胎心率降低,胎动和加速消失、减速,宫缩过频)、孕龄(胎儿孕周、围产儿存活能力、当地医院新生儿救治水平、家属期待值)。

脓毒症休克预防:积极治疗妊娠合并症及并发症,尤其是感染性疾病。严格产科操作指征与规范,避免或最大限度降低医源性感染。早期识别感染征象,阻止病情进展。

五、经典案例

病例特点:患者,女,28 岁 。因"停经 18^{+4} 周,发现胎儿畸形 7 天"入院。平素月经规则,末次月经 2023-01-20,行经同前,停经后无明显恶心呕吐等反应。2023-03-03 至医院产检,产科系统超声＋三维＋子宫附件示:胎儿畸形,骶尾部脊柱裂伴脊膜膨出,脐动脉血流正常,帆状胎盘。孕期无头痛头晕、眼花及双下肢水肿等情况,因胎儿畸形要求引产入院。入院后完善相关检查。

诊疗过程:2023-03-05 行利凡诺羊膜腔内注射＋米非司酮口服联合引产术。手术顺利,2023-03-06 体温波动于 37.6～37.8℃,无腹痛腹胀,无恶心呕吐等不适。2023-03-07 21:00 出现发热,最高体温 39.6℃,无咳嗽咳痰,无腹痛腹胀,腹软,宫体无压痛。请内科会诊,予头孢哌酮舒巴坦 2g 抗感染治疗(q8h,静脉滴注)。2023-03-08 上午考虑利凡诺尔引产无效,改予米索前列醇 400μg 塞阴后引产,米索前列醇使用后宫缩不规则,宫口未开,但宫口尚松弛。2023-03-08 中午体温最高达 39.6℃,伴寒战,恶心呕吐。更改抗生素为亚胺培南西司他丁钠 0.5g 抗感染(q6h,静脉滴注),2023-03-08 血常规示:白细胞计数 $17.2×10^9$/L,中性粒细胞百分比 92％,血红蛋白 10.8g/dl,超敏 C 反应蛋白 255.7mg/L。2023-03-08 前降钙素 1.949ng/ml。考虑宫内感染,积极抗感染下立即行清宫术,手术顺利。术中行羊水培养,胎盘及流产物送病理。术后予继续补液及抗感染治疗。术后 2h 体温 38.4℃,脉搏 145 次/min,呼吸 42 次/min,血压 88/62mmHg;双侧瞳孔等大等圆,对光反射迟钝;经皮血氧饱和度 96％；双肺呼吸音粗，双肺未闻及湿啰音。心前区无隆起，未及震颤，叩诊心浊音界无明显扩大，心率 145 次/min，律齐，心音中等，未闻及病理性杂音；腹部软，腹肌无紧张，无压痛，肝脾肋下未触及；四肢无明显水肿。双侧巴宾斯基征未引出，神经系统检查不配合。2023-03-09 术后复查血常规：白细胞计数 1.3×10^9/L，中性粒细胞百分比 83％，血红蛋白 11.4g/dl，血小板计数 97×10^9/L，超敏 C 反应蛋白 252.1mg/L，血清乳酸危急值 5.2mmol/L。术后体温仍高，心率快，血压低下，白细胞减少，血小板减少，高乳酸血症，考虑感染性休克，立即启动快速反应小组，抗休克同时转入 ICU 拟"感染性休克"继续治疗。

入 ICU 后立即行气管插管，呼吸机机械通气，开放颈外静脉，留置导尿，心电监护，行血培养，静脉快速补充晶体液（氯化钠注射液、乳酸钠林格液），微泵去甲肾上腺素维持血压，亚胺培南西司他丁钠抗感染，低分子量肝素预防血栓，奥美拉唑抑酸护胃，补充白蛋白等治疗。第二日即撤除呼吸机，停去甲肾上腺素，体温正常，后改鼻导管吸氧，动态监测血常规、肝肾功能等。入 ICU 后予禁食，后改鼻饲流质。每日监测血糖变化，雾化吸入等。抗生素使用 7 天后停药，血培养提示肺炎克雷伯菌阳性。术后 10 天顺利出院。

点评：脓毒症易与产科相关疾病混淆，而被忽视延误。疾病严重程度不一定能通过患者主诉来表现，需要医务人员主动去发现。多数脓毒症休克与产科医源性不当操作相关，存在一定程度的治疗延误和护理升级延误。但是单独的脓毒症不是立即分娩的指征，仍以产科相关指征为准。治疗的成功需要多学科共同合作完成。

第九章　子　痫

一、定义

子痫(eclampsia)是在子痫前期基础上发生的不能用其他原因解释的全身性抽搐,是子痫前期-子痫最严重的阶段,发作前可有不断加重的严重表现,也可发生于无血压升高或升高不显著,尿蛋白阴性的病例。通常产前子痫较多,产后48h约占25%。子痫是妊娠高血压疾病最严重的阶段,子痫抽搐进展迅速,是母儿死亡的最主要原因,应积极处理。

临床表现:前驱症状短暂,表现为抽搐、面部充血、口吐白沫、深昏迷;随之深部肌肉僵硬,很快发展成典型的全身高张阵挛惊厥、有节律的肌肉收缩和紧张,持续1~1.5min,其间患者无呼吸动作;此后抽搐停止,呼吸恢复,但患者仍昏迷,最后意识恢复,但易激惹、烦躁。

鉴别诊断:应与癫痫、脑炎、脑肿瘤、脑血管畸形破裂出血、糖尿病高渗性昏迷、低血糖昏迷相鉴别。

二、治疗措施

子痫处理原则是控制抽搐,纠正缺氧与酸中毒,控制血压,抽搐控制后终止妊娠。

(1)一般急诊处理:子痫发作时需保持气道通畅,维持呼吸、循环功能稳定,密切监测生命体征,留置导尿管观察尿量等。避免声、光等刺激。预防坠地外伤、唇舌咬伤。

(2)控制抽搐:硫酸镁是治疗子痫及预防复发的首选药物,可缓解全身血管痉挛引起的组织器官缺血缺氧,减低心脏后负荷。当患者存在硫酸镁应用禁忌或硫酸镁治疗无效时,可考虑应用地西泮、苯妥英钠或冬眠合剂控制抽搐。子痫患者产后需继续应用硫酸镁 24～48h。

(3)降低颅压:可 20％甘露醇 250ml 快速静脉滴注,以降低颅压。

(4)控制血压:脑血管意外是子痫患者死亡的最常见原因。当收缩压持续≥160mmHg,舒张压≥110mHg 时,要积极降压以预防脑血管并发症。硝苯地平及拉贝洛尔联合降压可拮抗钙离子,降低血压,改善心脏负担。

(5)纠正缺氧和酸中毒:面罩和气囊吸氧,根据动脉血气 pH、二氧化碳分压、碳酸氢根浓度等,给予适量 4％碳酸氢钠纠正酸中毒。

(6)终止妊娠:一旦抽搐控制,即可考虑终止妊娠。

三、经典案例

病例特点:孕妇,女,23 岁,已婚,3-0-0-3。既往足月顺产 3 次,末次分娩 2019 年。此次孕期有妊娠期高血压疾病,具体自诉不详。既往无殊。孕 25 周建围产期保健册,不定期产检,产前筛查未做,OGTT 4.9 mmol/L—5.6mmol/L—6.1mmol/L。近 1 周来无明显诱因出现两下肢浮肿,监测血压正常,体重增加明显,孕 30^{+4} 周(10 月 30 日)体重 56kg,孕 32^{+4} 周(11 月 13 日)体重增加至 63kg,查尿蛋白(+),未予重视。2020-11-19 孕妇母亲 17:00 左右归家后发现孕妇四肢抽搐,口吐白沫,意识淡漠,具体抽搐持续时间不详,抽搐后意识淡漠。追问孕妇母亲其情况,诉今上午患者出现头晕,伴有胸闷、心悸,恶心呕吐等情况(孕妇独自在家),但未予重视。后家人立即自驾车将其送至我院急诊产科,测血压 154/103mmHg。孕前体重 51kg,孕前 BMI 23.8kg/m²,近 2 周体重增加 7kg。体格检查:体温 36.9℃,脉搏 82 次/min,呼吸 20 次/min,血压 165/100mmHg,精神软,黏性水肿面容,颈软,无抵抗,气管居中,甲状腺无肿大,胸廓对称,呼吸平稳,心肺听诊未及明显异常。腹膨隆,无瘢痕,肝脾肋下未及,移动性浊音阴性,耻骨联合处未及压痛,双肾区无叩痛,四肢脊柱无畸形,神经系统检查阴性,双下肢水肿(+++)。产科检查:骨盆外测量示:IS 24cm,IC 26cm,EC 19cm,TO 9cm。宫高 32cm,腹围 95cm,先露头,未衔接,胎儿估重 2300g,胎位 LOA,胎心不规则,胎心率 70～80 次/min;子宫张力高,未触及明显宫缩。阴道内诊示:外阴未见静脉曲张,宫颈容受 70％,宫口未开,宫颈质中、居中,棘上 3cm,胎膜未破。Bishop 评分 5 分,头盆评分 9 分。辅助检查:2020-11-13 宁波大学附属人民医院胎儿及附属物 B 超示,宫内单胎头位,双顶径 80mm,头位,头围 292mm,腹围 259mm,股骨长度 64mm,羊水指数 125mm,胎心率 159 次/min。2020-11-19 入院血常规示:白细胞计数 19.8×10^9/L,中性粒细胞百分比 92%,血红蛋白 11.6g/dl,血小板计数 217×10^9/L。血生化检验示:总蛋白 53.6g/L,白蛋白 25.4g/L,乳酸 8.5mmol/L,尿酸 477μmol/L。术中脑钠肽定量测定结果:2965.0pg/ml。

初步诊断:①子痫;②胎盘早剥?③胎儿窘迫?④G4P3,孕 36 周待产。

诊疗过程:20:28 急诊再次出现子痫抽搐,呼叫产科反应急救小组,遂予心电监护、开通静脉通道,生理盐水 100ml+25%硫酸镁 20ml 快速静脉滴注,并予吸氧,压舌板按压舌头,预防舌咬伤。治疗后抽搐停止,触诊查腹部,可及子宫张力高,间断听诊胎心率 70~80 次/min,考虑胎盘早剥可能,遂 20:34 急诊启动紧急剖宫产,电话通知手术室护士、麻醉科、新生儿科、手术医生。急诊医护人员转运患者入手术室,20:38 分入手术室。2020-11-19 20:44 头位助娩一活婴,性别男,体重 2500g,Apgar 评分 1min 9 分,5min 10 分;羊水 800ml,色清;胎盘自娩,完整,边缘可见大小约 4cm×5cm 暗红色血凝块。手术经过顺利,术毕血压 130/90mmHg,血氧饱和度 100%,尿量 200ml 且色清。

术后诊断:①子痫;②胎盘早剥;③胎儿窘迫;④G4P4,孕 36 周难产活婴;⑤早产、早产儿。术后予常规 25%硫酸镁解痉(1.5g/h,静脉滴注),生理盐水 50ml+硝酸甘油 20mg 控制血压(微泵 2ml/L,静脉滴注),缩宫素促子宫收缩,生理盐水 50ml+呋塞米针 40mg 利尿治疗(微泵 5ml/h,静脉滴注)。予头孢美唑 1.0g(q12h,静脉滴注),积极防治术后感染。监测血常规、凝血功能、生化、镁离子浓度等。监测血压,血压波动在(131~150)/(90~107)mmHg。心脏彩超+左心功能测定:心包积液,三尖瓣轻至中度反流。头颅 CT 平扫:两侧顶枕叶及额叶多发低密度灶(图 9-1)。胸部 CT 平扫:两肺叶背侧胸膜下渗出性病变,部分实变。两侧胸腔积液,心包少量积液(图 9-2)。予卡托普利 50mg 联合硝苯地平 10mg 降压治疗(q8h,口服),继续抗炎、解痉、利尿,低分子量肝素皮下注射以预防血栓。

术后第 8 天,患者无不适主诉。体格检查:生命体征平稳,血压 124/

87mmHg，心肺听诊无殊，双乳不胀，腹部切口敷料干燥，切口无红肿，无渗血渗液，腹部无压痛，子宫收缩可，恶露少，色红，无臭味。切口愈合等级：Ⅱ/甲。常规病理报告：单胎胎盘，大小 16cm×14cm×3cm，绒毛成熟；局灶绒毛间隙淤血，提示急性母体血管灌注不良。未见急性绒毛膜羊膜炎。脐带边缘型，脐血管 2A1V。予出院门诊随诊。

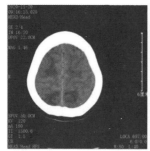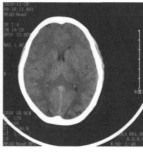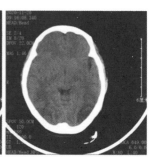

图 9-1 头颅 CT

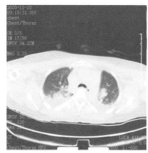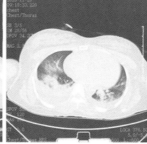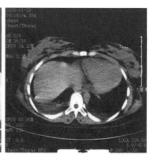

图 9-2 胸部 CT

20:34 急诊启动紧急剖宫产

20:38 到达手术室

20:44 胎儿娩出

DDI 总计 10min

四、考核培训

产科快速反应小组(RRT)考核培训要点和计分规则见表9-1。

表 9-1 产科快速反应小组(RRT)考核培训(总分:120分)

编号	情景	总分	检查处理要点 护士	检查处理要点 医生	备注
1	患者,女,18岁,未婚,0-0-1-0,停经32周,未正规产检,1个月前发现血压高140/90mmHg,未治疗。头晕眼花3天,1h前在家中突感下腹疼痛,有少量阴道流血,暗红色,疼痛持续无缓解,感头晕,伴恶心,呕吐1次,男友的母亲陪同送至急诊。神志清,精神软,大小便未解。既往体健,月经规则。人工流产1次;右输卵管间质部妊娠1次,手术治疗。(患者系外地打工者,身上只带有20元。男友母亲文盲)	19	1.门口迎接,接入抢救室(1分)。2.查生命体征,评估病情(2分)。3.吸氧(1分)。4.心电监测(1分)。5.呼叫医生(1分)。6.开放静脉(1分)。7.留置导尿(1分)。8.约束带使用(1分)。9.护士的分工、站位,各司其职。如负责评估、治疗、记录、联络(3分)。10.开通绿色通道(1分)	1.急诊医生(A)及时到达(1分)。2.查看生命体征(1分)。3.胎心监护(2分)。4.启动绿色通道(1分)。5.呼叫妇科急诊医生帮忙(B)(1分)	

续表

编号	情景	总分	检查处理要点		备注
			护士	医生	
2	T 36.5℃,P 108 次/min,R 26 次/min,BP 84/56mmHg,SpO$_2$ 95%。急性病容、面色苍白、满身大汗、腹部膨隆、拒按,压痛(＋)。产科检查:子宫呈板状,胎位触诊不清,胎心率100 次/min。内诊示:宫颈消退 60%,质中,居中;宫口未开,先露头,高浮。初步诊断:①腹痛待查,胎盘早剥? 子宫破裂? ②子痫前期;③胎儿窘迫;④G2P0,孕 32 周	16	1.与相关科室联系(床旁心电图,床边 B 超)(1 分)。2.急诊检验(血常规、凝血功能、D-二聚体、生化等)(1 分)。3.采血操作规范(1 分)	1.采集病史规范,体格检查准确(4 分)。2.急诊病例书写符合要求(2 分)。3.患者及家属病情告知(1 分)。4.初步诊断(1 分)。5.对患者进行初步处理:床旁心电图,床旁 B 超,测微量血糖;急诊检验血常规、凝血功能、D-二聚体、生化、血型、备血、输血前筛查(2 分)。6.启动紧急剖宫产(2 分)。7.医院感染(1 分)	
3	网络系统瘫痪	4	1.联系信息科(1 分)。2.应急处理能力(1 分)	1.信息科维修到场时间,维修(1 分)。2.手工开具检验单(1 分)	
4	床边心电图,床边 B 超	5		1.床边心电图到岗时间、操作规范及报告时间(2 分)。2.床边 B 超到位时间、操作规范及报告时间(2 分)。3.医院感染(1 分)	
5	实验室检查结果,床边心电图结果,床边 B 超结果(见附件 9-1)	2		1.诊断(1 分)。2.绿色通道收入院,护送(1 分)	Hb 8.8g/dl;PLT 120×10^9/L

编号	情景	总分	检查处理要点		备注
			护士	医生	
6	准备转运至住院部时,患者突然抽搐,口吐白沫,昏迷,呼吸暂停,全身阵挛。抽搐1.5min后停止,呼吸恢复,仍昏迷。2min后意识恢复。 实验室检查结果(见附件9-2)	18	1.请内科医生会诊(1分)。 2.采血,急诊复查血常规、凝血功能及D-二聚体、生化、血气分析(1分)	1.暂停转运,重新评估病情(1分)。 2.请内科医生会诊(1分)。 3.呼叫产科二线(1分)。 4.一般处理:避免声、光刺激,预防坠地、舌咬伤,监测生命体征(1分)。 5.硫酸镁负荷计量4～6g快速静推,继而维持(2分)。 6.会诊医生到达时间(2分)。 7.产科二线到达时间(2分)。 8.急诊医生汇报病史情况(1分)。 9.会诊医生会诊情况及解决问题能力(1分)。 10.会诊记录书写符合要求(1分)。 11.会诊意见执行情况(急诊复查血常规、凝血功能及D-二聚体、生化、血气分析)(1分)。 12.产科二线处理方案及执行情况(1分),与患者家属沟通,告知病情(1分)	告知家属病重。男友母亲不识字,汇报医务科或总值班。 PT 14.5s; APTT 38.7s; FIB 220mg/dl

续表

编号	情景	总分	检查处理要点		备注
			护士	医生	
7	急诊报告制度：实验室检查结果（见附件9-3）。冷链操作规范	4	取血过程：冷链操作是否规范（1分）	1. 输血取血医嘱：成分、量（1分）。2. 输血前筛查、输血知情同意告知签字（1分）。3. 输血科急诊配血符合要求（1分）	Hb 6.0g/dl；PLT 86×10⁹/L
8	准备急诊剖宫产术	13	1. 术前准备：皮试，手术部位标记等（1分）。2. 与手术室及麻醉科联系，急诊手术（1分）。3. 护士转运准备（1分）。4. 与手术室联系好后，医护共同护送（1分）	1. 病情评估（1分）。2. 处理：急诊行剖宫产术（2分）。3. 术前谈话（2分）。4. 地塞米松促胎肺成熟（酌情谈话）。5. 通知病房医生（1分）。6.麻醉科会诊（1分）。7. 通知围产儿科医生（1分）。8. 医院感染（1分）	填写手术知情同意书，植入性材料、手术安全核对、手术风险评估单，病理申请单，手术通知单。通知手术室。围术期用药
9	急诊报告制度：实验室检查结果（见附件9-3）。冷链操作规范	3	取血过程：冷链操作是否规范（1分）	1. 输血取血医嘱：成分、量（1分）。2. 输血科急诊配血符合要求（1分）	PT 17.8s；APTT 46s；FIB 150mg/dl；D-二聚体6460μg/L
10	转运至住院部一楼时电梯故障	4	1. 应急处理（1分）。2. 联系后勤（1分）	1. 应急处理（1分）。2. 后勤人员到岗时间，搬运（1分）	

编号	情景	总分	检查处理要点		备注
			护士	医生	
11	进入手术室行急诊剖宫产术。 实验室检查结果(见附件9-4)	9	交接班制度(1分)	1.围产儿科医生到场,复苏准备(2分)。 2.麻醉方式术前谈话(1分)。 3.剖宫产手术、操作规范(1分)。 4.自体血回输(1分)。 5.启动紧急剖宫产至胎儿娩出时间(≤30min)(2分)。 6.术中变更知情告知(1分)	医生交接班。刀刺伤处理。急诊生化:TP 56g/L;ALB 28g/L;ALT 140U/L;AST 138U/L
12	术中停电、停气	3	1.联系设备科应急处理(1分)。 2.使用备用氧气(1分)	设备科人员到岗时间,处理(1分)	
13	手术结束。患者病情稳定,血压上升、呼吸平稳,准备送入MICU	6	1.护送至MICU(1分)。 2.交接班(1分)	1.术后诊治告知(1分)。 2.术后医嘱(1分)。 3.交接班(1分)。 4.再次评估病情,急诊复查血常规、凝血功能、生化(1分)	

续表

编号	情景	总分	检查处理要点		备注
			护士	医生	
15	危急值报告制度：入 MICU 后复查血常规，PLT 50×10⁹/L	8	1. 护士接收情况及报告医生过程(1分)。 2. 记录(1分)。 3. 取血过程：冷链操作是否规范(1分)	1. 检验科报告情况(1分)。 2. 报告后医生处理及记录(2分)。 3. 输血：成分、量(1分)。 4. 输血科急诊配血符合要求(1分)	危急值处理
16	其他	4		1. 整个病情记录规范(1分)。 2. 医疗废物处理规范(1分)。 3. 消毒隔离制度(1分)。 4. 患者隐私保护(1分)	
17	医生、护士穿刺时皮肤针刺伤	2	护士针刺伤后处理(1分)	医生针刺伤后处理(1分)	

检查报告见附件 9-1 至 9-4。

附件 9-1

血细胞自动化分析结果见附表 9-1。

附表 9-1　血细胞自动化分析

项目	检验结果	参考范围	单位
白细胞计数	12.0	3.5～9.5	×10³/μl
红细胞计数	3.6	3.8～5.1	×10⁶/μl
血红蛋白	8.8	11.5～15.0	g/dl
红细胞比容	32	35～45	%
平均红细胞体积	84	82～100	fl
红细胞平均血红蛋白量	28.6	27.0～34.0	pg

续表

项目	检验结果	参考范围	单位
红细胞平均血红蛋白浓度	29.8	31.6～35.4	g/dl
红细胞分布宽度	12	10～15	%
血小板计数	120	125～350	×10³/μl
血小板压积	0.18	0.11～0.28	%
血小板平均体积	10.2	7.0～12.5	fl
血小板分布宽度	13.5	13.0～18.5	%
淋巴细胞绝对值	1.9	1.1～3.2	×10³/μl
单核细胞绝对值	0.4	0.1～0.6	×10³/μl
中性粒细胞绝对值	7.0	1.8～6.3	×10³/μl
嗜酸性粒细胞绝对值	0.0	0.02～0.52	×10³/μl
嗜碱性粒细胞绝对值	0.0	0.0～0.06	×10³/μl
淋巴细胞百分比	26.0	20.0～50.0	%
单核细胞百分比	5.8	3.0～10.0	%
中性粒细胞百分比	78	40～75	%
嗜酸性粒细胞百分比	0.0	0.4～8.0	%
嗜碱性粒细胞百分比	0.0	0.0～1.0	%

血型:B,Rh(+)。

床边心电图示:窦性心动过速,HR 110 次/min。

床边 B 超示:宫内单胎头位,胎心可见,胎心率 90～130 次/min,BPD 82mm,HC 290mm,AC 278mm,FL 60mm,羊水最大深度 40mm,胎盘位于子宫前壁,胎盘后方可见 60mm×42mm×24mm 的液性暗区,脐动脉血流正常。

附件 9-2

凝血功能检验结果见附表 9-2。

附表 9-2　凝血功能

项目	检验结果	参考范围	单位
凝血酶原时间(PT)	14.5	8.7～14.7	s

续表

项目	检验结果	参考范围	单位
国际标准化比值（INR）	0.98	抗凝治疗 2.0～3.0	
部分凝血活酶时间（APTT）	38.7	20～39.4	s
凝血酶时间（TT）	20.1	14.7～20.7	s
血浆纤维蛋白原（FIB）	220	200～400	mg/dl
D-二聚体	1260		μg/L

附件 9-3

复查血常规，血细胞自动化分析结果见附表 9-3。

附表 9-3　血细胞自动化分析

项目	检验结果	参考范围	单位
白细胞计数	11.2	3.5～9.5	$\times 10^3/\mu l$
红细胞计数	3.0	3.8～5.1	$\times 10^6/\mu l$
血红蛋白	6.0	11.5～15.0	g/dl
红细胞比容	28.2	35～45	%
平均红细胞体积	83	82～100	fl
红细胞平均血红蛋白量	26.0	27.0～34.0	pg
红细胞平均血红蛋白浓度	28.6	31.6～35.4	g/dl
红细胞分布宽度	12	10～15	%
血小板计数	86	125～350	$\times 10^3/\mu l$
血小板压积	0.12	0.11～0.28	%
血小板平均体积	9.8	7.0～12.5	fl
血小板分布宽度	13.2	13.0～18.5	%
淋巴细胞绝对值	1.3	1.1～3.2	$\times 10^3/\mu l$
单核细胞绝对值	0.2	0.1～0.6	$\times 10^3/\mu l$
中性粒细胞绝对值	6.0	1.8～6.3	$\times 10^3/\mu l$
嗜酸性粒细胞绝对值	0.0	0.02～0.52	$\times 10^3/\mu l$
嗜碱性粒细胞绝对值	0.0	0.0～0.06	$\times 10^3/\mu l$
淋巴细胞百分比	25.2	20.0～50.0	%
单核细胞百分比	4.8	3.0～10.0	%

项目	检验结果	参考范围	单位
中性粒细胞百分比	77	40～75	%
嗜酸性粒细胞百分比	0.0	0.4～8.0	%
嗜碱性粒细胞百分比	0.0	0.0～1.0	%

凝血功能检验结果见附表9-4。

附表9-4 凝血功能

项目	检验结果	参考范围	单位
凝血酶原时间(PT)	17.8	8.7～14.7	s
国际标准化比值(INR)	0.92	抗凝治疗2.0～3.0	
部分凝血活酶时间(APTT)	46	20～39.4	s
凝血酶时间(TT)	23.8	14.7～20.7	s
血浆纤维蛋白原(FBI)	150	200～400	mg/dl
D-二聚体	6460		μg/L

附件9-4

急诊生化检验结果见附表9-5。

附表9-5 急诊生化检验

项目	检验结果	参考范围	单位
总蛋白	56	65.0～85.0	g/L
白蛋白	28	40.0～55.0	g/L
谷丙转氨酶	140	7～45	U/L
谷草转氨酶	138	13～40	U/L
钾	3.40	3.50～5.30	mmol/L
钠	138	137～147	mmol/L
氯	102	99～110	mmol/L
钙	1.98	2.06～2.62	mg/dl
乳酸	3.8	0.7～2.1	mmol/L
尿素氮	5.9	2.7～8.2	mmol/L
肌酐	60	69～106	μmol/L

第十章　子宫破裂

一、定义

子宫破裂(rupture of uterus)是子宫体部或者子宫下段出现的裂伤,多发生于分娩期,妊娠晚期者较少见,经产妇发生率高于初产妇。子宫破裂可导致母体低血容量性休克、感染,危害产妇和胎儿安全,是直接威胁产妇及胎儿生命的产科严重并发症。加强产前检查和提高产科治疗,可使子宫破裂的发生率明显下降,故子宫破裂的发生率是衡量产科质量的标准之一。

分类:根据疾病进程,子宫破裂可分为以下 3 类。

(1)先兆子宫破裂:胎儿先露部在临产后下降受阻,引起宫体强烈收缩,导致子宫下段伸展变薄,受阻部位出现病理性缩复环,随宫缩上升,下段宫壁极度伸展,子宫有破裂的征兆。

(2)不完全子宫破裂:先兆子宫破裂进一步进展,子宫肌层部分断裂,但浆膜层仍完整。

(3)完全子宫破裂:不完全子宫破裂进一步进展,发生不可逆转的子宫破裂。

二、子宫破裂的识别

1.病因的识别

(1)子宫手术史:子宫手术史是近年来子宫破裂的常见原因,在妊娠晚期和分娩期,宫腔压力改变,导致瘢痕破裂。

(2)先露下降受阻:骨盆狭窄,头盆不称、软产道梗阻、胎位异常、巨大儿等可导致先露下降受阻,子宫下段过分变薄而发生子宫破裂。

（3）子宫收缩药物使用不当：药物使用不当，会造成强直宫缩，如果宫口未完全开，或者产道梗阻，容易导致子宫破裂。因此，应注意子宫收缩药物的使用方法、指征，孕妇对药物的敏感性。

（4）产科手术损伤：产钳助产导致的宫颈裂伤损伤子宫下段，毁胎及穿颅手术，甚至强行剥离胎盘等。

2.分娩期临床表现的识别

（1）胎儿表现：胎心监护的异常。

（2）孕妇的表现：宫缩间歇仍有腹痛、阴道异常出血、血尿、宫缩消失、心动过速、低血压、晕厥或休克。

三、子宫破裂的急救处理

1.常规处理

（1）停用一切促进子宫收缩药物。

（2）建立静脉通道。

（3）对于先兆子宫破裂者，立即肌内注射哌替啶 100mg 或静脉全身麻醉抑制子宫收缩，尽快做好剖宫产的术前准备。

（4）对于子宫破裂者，在输液或输血和抢救休克的同时，无论胎儿是否存活，原则上均应尽快行剖宫产及子宫破裂修补手术。

（5）术前做好新生儿窒息复苏准备。

2.分娩方式

一旦发生子宫破裂或先兆子宫破裂，应迅速、全面评估母儿状况，尽快决定适宜的分娩方式。大多数情况下，剖宫产是救治子宫破裂及先兆子宫破裂所采用的首选分娩方式。产程过程中，因发生子宫破裂导致胎心率异常，一定要根据先露下降程度决定分娩方式。如短时间内不能经阴道完成分娩，则在不影响产妇安全的前提下，立刻启动Ⅰ类剖宫产术，争取在最短时间内娩出胎儿，同时行子宫修补术。如分娩过程中先露已经达到阴道助产的程度，则可选择先抢救胎儿，选择阴道手术助产，胎儿娩出后必要时行开腹子宫修补术。当然，不管出现哪种紧急情况，均建议尽可能地由经验丰富的医务人员处理，规范化操作，在保证母体安全的情况下缩短胎儿的娩出时间。

3.治疗流程

子宫破裂治疗流程见图 10-1。

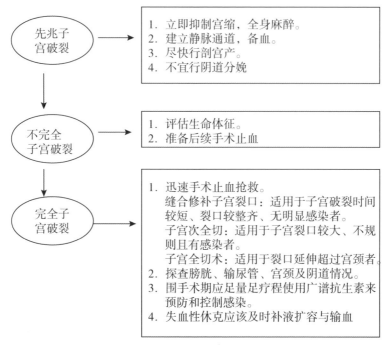

先兆子宫破裂 →
1. 立即抑制宫缩，全身麻醉。
2. 建立静脉通道，备血。
3. 尽快行剖宫产。
4. 不宜行阴道分娩

不完全子宫破裂 →
1. 评估生命体征。
2. 准备后续手术止血

完全子宫破裂 →
1. 迅速手术止血抢救。
   缝合修补子宫裂口：适用于子宫破裂时间较短、裂口较整齐、无明显感染者。
   子宫次全切：适用于子宫裂口较大、不规则且有感染者。
   子宫全切术：适用于裂口延伸超过宫颈者。
2. 探查膀胱、输尿管、宫颈及阴道情况。
3. 围手术期应足量足疗程使用广谱抗生素来预防和控制感染。
4. 失血性休克应该及时补液扩容与输血

图 10-1　子宫破裂治疗流程

4.子宫破裂注意事项

(1)强调多学科团队合作，维持患者循环稳定。

(2)关心产妇，给予心理支持，消除其恐惧及紧张心理；充分告知家属患者病情，取得配合。

(3)术前联系新生儿科医生做好新生儿窒息复苏的抢救准备。

四、经典案例

▷ **案例一**

病例特点：孕妇，女，30 岁，已婚，1-0-0-1，剖宫产史 1 次，因"停经 39^{+6}周，要求剖宫产术后阴道分娩"入院。平素月经规则，定期产检，未见明显异常。体格检查：生命体征平稳，心肺听诊未及明显异常。腹膨隆，肝脾肋下未及，移动性浊音阴性，耻骨联合处未及压痛，双肾区无叩痛，四肢脊柱无畸形，神经系统检查阴性。产科检查:骨盆外测量正常,宫高 38cm,腹围 101cm,先露头,未衔接;胎儿估重 3000g,胎心规律,胎心率 142 次/min;宫缩无。阴道内诊示:外阴未见静脉曲张,宫颈容受 80%,宫口未开,宫颈质软、居中、棘上 3cm,胎膜未破。辅助检查:胎儿及附属物 B 超示,宫内单胎,胎心可见,头位,双顶径 90mm,头围 332mm,腹围 320mm,股骨长度 70mm,羊水深度 51mm,胎盘左侧壁Ⅰ级,脐动脉血流正常,子宫下段连续性好。胎心监护反应型。

初步诊断:①G2P1,孕 39^{+6} 周待产;②瘢痕子宫。

诊疗过程:入院后完善检查,给予行宫颈球囊促宫颈成熟,第二天宫颈成熟后给予人工破膜(08:00)。人工破膜后 1h(09:00)给予催产素调整宫缩,当日 15:00 内诊示:宫口开全,先露棘下 3 指,左枕前位。15:30 胎心监护发现胎心突然出现减速,考虑晚期减速,胎心率下降至最低 50 次/min,持续 3min 后未见明显好转。内诊见胎先露棘下 2cm,导尿见血尿,阴道出血偏多。诊断考虑:胎儿窘迫,子宫破裂?立即停用催产素,开通两路静脉。15:34 立即启动快速反应小组,呼叫手术室、麻醉医生、新生儿科医生,同时病房医生到场。立即行阴道手术助产,其中一医生固定宫底,另一医生产钳助产。15:40 助娩新生儿,Apgar 评分 1min 3 分,新生儿科医生立即进行窒息复苏抢救,5min 7 分,10min 9 分,新生儿预后良好。胎儿娩出后,患者阴道出血,血压 90/60mmHg。检查软产道,探及子宫下段一长约 10cm 破裂口,切口规则,子宫破裂诊断明确。产科快速反应小组 15:45 启动紧急剖宫探查术(流程同紧急剖宫产术)。15:47 转运产妇至分娩室手术室,15:48 行全身麻醉,15:50 进腹,行子宫破裂修补术。

▷ **案例二**

病例特点:孕妇,女,38 岁,已婚,1-0-2-1,足月顺产 1 次,因"停经 40^{+5} 周,要求待产"入院。平素月经规则,定期产检,未见明显异常。体格检查:生命体征平稳,心肺听诊未及明显异常。腹膨隆,肝脾肋下未及,移动性浊音阴性,耻骨联合处未及压痛,双肾区无叩痛,四肢脊柱无畸形,神经系统检查阴性。产科检查:骨盆外测量正常,宫高 34cm,腹围 101cm,先露头,未衔接,胎儿估重 3100g,胎心规律,胎心率 147 次/min,无宫缩。阴道内诊示:外阴未见静脉曲张,宫颈容受 80%,宫口未开,宫颈质中、居中,棘上 3cm,胎膜未破。

辅助检查：胎儿及附属物 B 超示，宫内单胎，胎心可见，胎位头位，双顶径 93mm，头围 330mm，腹围 327mm，股骨长度 71mm，羊水深度 50mm，胎盘左侧壁 I 级，脐动脉血流正常。胎心监护反应型。

初步诊断：G4P1，孕 40^{+5} 周待产。

诊疗过程：入院后完善检查，第二天 8:00 予行米索前列醇 $25\mu g$ 促宫颈成熟。日间产房监测胎心及宫缩，未见明显异常，因未进入产程于 17:00 返回病房。18:00 出现规则宫缩，且宫缩逐渐加强，呼叫值班医生，可闻及胎心，胎心率 60 次/min，持续 2min 未恢复，可触及较强宫缩。内诊示：阴道见少许出血，宫口未开，质软，先露棘上 3 指。考虑胎儿窘迫，子宫破裂，启动紧急剖宫产。诊断考虑：胎儿窘迫，子宫破裂？18:13 分剖娩新生儿，Apgar 评分 1min 1 分，新生儿科医生立即进行窒息复苏抢救，5min 5 分，10min 7 分，新生儿转监护病房。胎儿娩出后，探及子宫左侧壁一长约 10cm 的破裂口，切口不规则，子宫破裂诊断明确。因患者及家属要求保留子宫，予行子宫破裂修补术。

五、考核培训

产科快速反应小组（RRT）考核培训要点和计分规则见表 10-1。

表 10-1 产科快速反应小组（RRT）考核培训

编号	情景	总分	检查处理要点		备注
			护士	医生	
1	产妇李××，36 岁，已婚，1-0-3-1，因"停经 39 周，下腹痛 5h，阴道流液 1h"入产房待产，急诊检查：宫口 1.5cm，先露 − 3cm，胎膜已破，羊水清，胎心好。 患者足月顺产一次，人工流产 2 次，宫外孕（异位妊娠）一次。既往身体健康，月经规则，本次妊娠正规产检，无异常发现				
2	各参赛组自行按需取用准备用品，总时间 2min 内（不计入考核时间）	3			选手追问可补充病史：4 年前第一胎 2800g，男孩。2 年前因异位妊娠，腹腔镜下一侧输卵管切除，具体经过不详

续表

编号	情景	总分	检查处理要点		备注
			护士	医生	
3	体格检查:T 37.2℃,P 88 次/min,R 20 次/min,BP 125/80mmHg,SpO₂ 98%。精神好,腹部膨隆,宫高 37cm,腹围 105cm,宫缩规则,持续 20s/间隔 4～5min,强度中等,胎位 LOA,胎心基线 134 次/min。内诊示:宫颈消退 100%,质软、居中,宫口开 1.5cm,先露头,S＝－3cm,胎膜已破,羊水清	12	1. 助产士 1 消毒会阴及胎心监护(2分)。2. 助产士 1 测生命体征(1分)。3. 助产士 1 呼叫超声医生(1分)。4. 助产士 2 采血、开通静脉通道和送检血样及时规范(2分)	1. 体格检查及专科检查规范(2分)。2. 询问病史逻辑清楚(2分)。3. 医生开具相关检查(1分)。4. 初步诊断(1分)	追问可补充:5 天前本院超声示:BPD 96mm,FL 74mm,AC 360mm,AFI 60mm,脐动脉血流正常,CST(－)

编号	情景	总分	检查处理要点		备注
			护士	医生	
4	1h 后,孕妇腹痛频繁,诉疼痛难忍,在床上翻来覆去。胎心监护示:基线 145 次/min,可见轻度变异减速,最低 100 次/min。宫缩频繁,强度中等,阴道流出少许鲜红色血性液体。数分钟后,孕妇诉腹痛有缓解,胎心监护出现延长减速,最低 70 次/min(持续 3min),阴道流出少量鲜红色血性分泌物。 内诊示:宫口 3cm,先露－2cm,胎膜已破,见淡血性羊水	25	1.助产士 1 指导产妇呼吸以缓减疼痛、宫内复苏(2分)。 2.助产士 2 协助宫内复苏、留置导尿(2分)。 3.助产士 1 负责联系外围、转运患者、送检血样、取血等(2分)。 4.助产士 2 手术室准备(1分)。 5.助产士 1 记录(4分): (1)启动紧急剖宫产时间(1分); (2)手术开始时间(1分); (3)新生儿娩出时间(1分); (4)记录 Apgar 评分(1分)	1.一线医生到场查体、查看胎心监护、评估病情,指导宫内复苏、用药等(2分)。 2.呼叫二线医生到场(1分)。 3.二线医生评估病情,内诊、术前准备,呼叫床边 B 超(2分)。 4.呼叫三线医生到场(1分)。 5.三线医生到场评估病情,启动紧急剖宫产(1分)。 6.三线医生术前诊断(2分)。 7.决定产钳助娩或急诊剖宫产(2分)。 8.通知血库预交叉备血(1分)。 9.带抗生素(1分)。 10.一线医生追踪检验结果(1分)	1.特布他林 0.25mg 皮下注射以抑制宫缩。 2.追问可补充: (1)血压 100/70 mmHg,心率 102 次/min,SpO₂99%; (2)宫体及下段无明显压痛,子宫无张力,轮廓欠清楚; (3)留置尿管尿色清; (4)Hb 9g/dl;APTT 40.7s;TT 23.1s;FIB 200mg/dl

续表

编号	情景	总分	检查处理要点		备注
			护士	医生	
5	进入手术室后，BP 90/60mmHg，心率 120次/min，胎心率 60～70次/min。术中腹腔积血及凝血块共计 1500ml，发现子宫右侧壁全层纵向不规则破裂，破裂口约 6cm，羊水血性，新生儿 Apgar 评分 4 分	20	1.助产士 1 听胎心、泼洒消毒液（2 分）。2.助产士 2 迅速规范完成急诊剖宫产术前准备、器械准备、术前及术后核查，承担手术洗手护士（3 分）	从启动紧急剖宫产到胎儿娩出时间（15 分）：5min 以内者（15 分）；5～10min 以内者（13 分）；10～15min 以内者（11 分）15～20min 以内者（9分）；20～25min 以内者（5 分）；25～30min 以内者（2 分）；大于等于 30min 者（0 分）	主刀需询问麻醉是否可以开始划刀，需口述划皮进入腹腔的各层次结构
6	新生儿窒息复苏抢救后评分 8 分。三线医生宣布演练结束	10	与新生儿科医生配合新生儿窒息复苏规范（2 分）	1.剖宫产手术操作规范（2 分）。2.三线医生上台行子宫破裂修补，阐述产后出血抢救处置及用血规范（5 分）。3.三线医生嘱抽脐带血以行脐血血气分析（1 分）	需口述产后出血处理、子宫破裂修补、用血处理过程，如急诊查血常规凝血及生化、输血等

编号	情景	总分	检查处理要点		备注
			护士	医生	
7	回顾	25	整个团队合作协调高效（10分）	1.医疗废物处理规范（2分）。 2.消毒隔离制度（3分）。 3.手卫生及医院感染（5分）： （1）助产士（2分）；医生（3分）。 4.体现人文关怀（3分）： （1）助产士（1分）； （2）医生（2分）. 5.患者隐私保护（2分）	
8	其他	5		1.一线医生告知患者及家属病情（2分）。 2.三线医生与患者家属沟通，告知病情，术前谈话（2分）。 3.术后病情告知（1分）	

附录 产房紧急剖宫产诊疗规范

1 目的

尽快解除产妇的危急情况,最快速度娩出新生儿,最大程度保证产妇和新生儿的安全。

2 范围

适用于宁波市所有助产机构。

3 名词定义

产房紧急剖宫产 DDI 是指急诊剖宫产自决定手术至胎儿娩出的时间间隔,是国际上评估产科质量及鉴定医疗纠纷的重要指标。美国妇产科医师协会建议 DDI 不应超过 30min。DDI 小于 30min 可明显改善新生儿的预后,提高存活能力,并且不增加母体并发症。

4 紧急剖宫产指征

严重胎儿窘迫、脐带脱垂、严重胎盘早剥、前置血管破裂、羊水栓塞、子宫破裂、孕妇心搏骤停等。

5 紧急剖宫产结构指标及影响因素

5.1 硬件设施

5.1.1 产房内设有手术室,或与医院手术室相邻,设计布局合理。

5.1.2 手术室内配备有紧急剖宫产的简易手术包、麻醉机、心电监护仪、B 超机、气管内插管及相关物品、抢救药品和设备、配备新生儿窒息复苏抢救设备等。

5.1.3 转运绿色通道通畅,能够快速转运至手术室。

5.1.4 产房安装报警装置,具备迅速反应的呼叫系统,一旦出现紧急情况,相关部门人员均能听到警报声,直接到达产房手术室。

5.2　制度建立

分娩机构应该制定适合本单位的紧急剖宫产应急预案流程及相应制度，并贯彻执行。

5.3　团队合作

建立由产科医生、麻醉医生、助产士、手术室护士、新生儿科医生组成的多学科合作团队，麻醉医生、新生儿科医生一周 7 天，一天 24h 进驻产房（24h/7d 模式）。明确工作职责；及时迅速地进行危重孕产妇抢救工作；急救成员通信畅通。

5.4　模拟演练

定期开展对快速反应小组（RRT）人员的培训及模拟演练，提高团队成员的合作和沟通能力，以期建立 RRT 人员有效的配合、交接、沟通等合作机制。发现个人和团队的不足，从而改进并提高技能，改善患者的结局。

6 紧急剖宫产的实施和流程

6.1　紧急剖宫产的术前准备

6.1.1　知情同意：一旦决定实施紧急剖宫产，患者必须签署术前知情同意书；如果时间紧急，口头知情同意，需录音保留证据。

6.1.2　术前核查：在手术开始前，由手术医生提出，包括麻醉医生、手术护士、巡回护士所有人员参加，旨在确认手术部位、手术方式、手术患者的正确性，以提高安全手术意识，对手术进程全权负责。

6.1.3　抗生素使用：在保证安全的前提下，建议预防性使用抗生素，有效的抗生素使用可以明显减少术后感染（包括子宫盆腔感染和切口感染）的发生。

6.1.4　留置导尿管：建议术前留置导尿管。

6.1.5　麻醉方式：对产程中已施行分娩镇痛的孕妇，入手术室后评估麻醉效果，麻醉效果差者辅助全身麻醉；其余孕妇均采用全身麻醉。

6.2　紧急剖宫产具体流程

6.2.1　当产房中母儿出现紧急情况，当班医生评估后做出决策，决定启动紧急剖宫产。

6.2.2　医生立即告知孕妇、家属病情和处理方式，取得口头知情同意，并签署手术知情同意书。

6.2.3 当班助产士组长立即安排护理人员分工，一人拨打电话告知当班麻醉手术科室、新生儿科医生；一人完善产房紧急剖宫产专用手术室准备，通知产科医护人员、麻醉手术科室医护人员等投入抢救。

6.2.4 床旁人员立即将孕妇转运到紧急手术室，其他医护人员直接进紧急手术室。将孕妇转运至手术台，医护人员各司其职，进行快速术前核查导尿，将消毒液泼洒至手术部位。手术医生快速涂抹外科免洗手消毒液、穿手术衣、戴双层手套、铺巾。麻醉医生进行麻醉准备。麻醉医生宣布麻醉完成后手术医生立即开始手术，胎儿娩出立即断脐后转交新生儿抢救小组，并留取脐动脉血行血气分析。

7 质量控制评估

7.1 过程指标（ABC 三阶段）

7.1.1 A 阶段：决定手术到转运至手术室的时间。

7.1.2 B 阶段：麻醉医生到达手术室至完成麻醉的时间。

7.1.3 C 阶段：手术切皮至胎儿娩出所需时间。

7.2 终末指标

①DDI 总时间（T＝A＋B＋C）：从决定行剖宫产术至胎儿从母体内娩出的时间。

②紧急剖宫产指征的把握。

8 紧急剖宫产的术后总结与反馈

分娩机构应该制定适合本单位的紧急剖宫产质控检查表，并在术后进行关键点的核查，团队成员进行讨论和反馈。既要缩短紧急剖宫产 DDI，也要降低紧急剖宫产的并发症和死亡率。

9 重视患者术后的心理状况

分娩或者待产过程中，突然经历紧急剖宫产，对产妇是一种心理和身体的双重挑战，可能会存在术后创伤后应激综合征，术后应对产妇进行这方面的风险评估。